常见中药饮片
产地辨识 彩色图鉴

主　编 ◎ 倪观锋　傅厚道　陆树萍　范志英　杨锟达

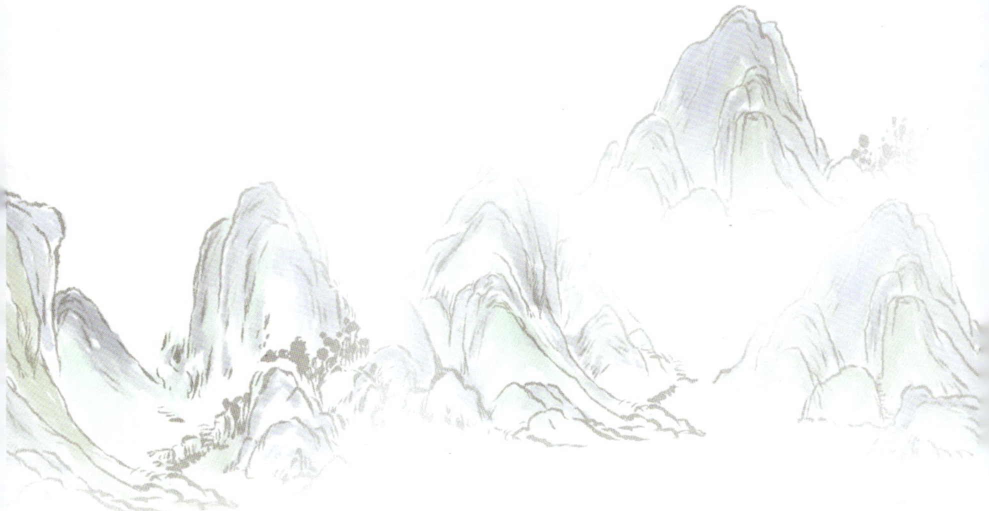

科学技术文献出版社
SCIENTIFIC AND TECHNICAL DOCUMENTATION PRESS

·北京·

图书在版编目（CIP）数据

常见中药饮片产地辨识彩色图鉴 / 倪观锋等主编.
北京：科学技术文献出版社，2025.8. -- ISBN 978-7-5235-2744-3
Ⅰ．R282.5-64
中国国家版本馆 CIP 数据核字第 2025ZM0983 号

常见中药饮片产地辨识彩色图鉴

策划编辑：史钰颖　责任编辑：张　蓉　史钰颖　责任校对：张永霞　责任出版：张志平

出　版　者	科学技术文献出版社
地　　　址	北京市复兴路15号　邮编 100038
编　务　部	（010）58882938，58882087（传真）
发　行　部	（010）58882868，58882870（传真）
邮　购　部	（010）58882873
官 方 网 址	www.stdp.com.cn
发　行　者	科学技术文献出版社发行　全国各地新华书店经销
印　刷　者	北京地大彩印有限公司
版　　　次	2025年8月第1版　2025年8月第1次印刷
开　　　本	850×1168　1/32
字　　　数	112千
印　　　张	5
书　　　号	ISBN 978-7-5235-2744-3
定　　　价	36.00元

版权所有　违法必究

购买本社图书，凡字迹不清、缺页、倒页、脱页者，本社发行部负责调换

编委会

主　编

倪观锋　傅厚道　陆树萍　范志英　杨锟达

副主编

柯　晓　沈淼山　苏亚军　俞雯雯　胡碧辉　傅舟宁

编　委（按姓氏笔画排序）

方燕君　宁波市镇海区中医医院
朱佳云　余姚市中医医院
朱学鑫　余姚市中医医院
朱春辉　宁波市镇海龙赛医院
庄佩峰　宁波市鄞州区福明街道社区卫生服务中心
许华君　宁波市镇海龙赛医院
许铭珊　宁波市镇海区中医医院
许铭敏　余姚市中医医院
孙银芳　余姚市中医医院
苏亚军　余姚市中医医院
杨锟达　余姚市中医医院
应华娜　余姚市中医医院

沈淼山　余姚市中医医院
陆佳莹　宁波市镇海区中医医院
陆树萍　嘉兴市中医医院
范志英　宁波市镇海区中医医院
郑晓燕　宁波市镇海区招宝山街道社区卫生服务中心
赵思佩　宁波市镇海区中医医院
胡　蔚　宁波市第二医院
胡碧辉　宁波市奉化区中医医院
柯　晓　宁波市中医院
钟尚友　余姚市三七市镇卫生院
俞　妍　宁波市镇海区蛟川街道社区卫生服务中心
俞雯雯　余姚市中医医院
倪观锋　余姚市中医医院
傅舟宁　舟山市定海区开心人天葆中医门诊部
傅厚道　宁波市第二医院

序 言

中医药学,植根华夏文明之厚土,悠悠五千载,薪火相继,未尝中辍。以"道法自然"为至高准则,以"辨证论治"为精妙灵魂。其理深邃,其用宏博,为华夏民族之瑰宝,护佑苍生健康。

中药饮片,乃中医理法方药之关键枢纽。其道地性,关乎药物四气五味之厚薄,影响升降浮沉之效能。昔人有云"用药必依土地",《新修本草》言"离其本土,则质同而效异",此皆阐明"产地即药性"之至理。盖药材之生长,赖于天地之灵气、水土之滋养,不同产地,其气其味,大相径庭,药效亦有霄壤之别。

然今之药材市场,利欲熏心者众。为逐经济之利,异地盲目引种,肆意滥收,更有甚者,以伪品混充正品,乱象丛生。致使医者虽处良方,而药不灵验,"方对药不灵"之困局日益凸显。往昔老药工独具"观纹识土、尝味辨方"之绝技,能于细微处辨药材之真伪优劣。然岁月迁延,此等绝技渐如《广陵散》,几近失传。青年药师亦苦于无完备系统之典籍可依傍,茫然无措。

吾投身中医临床,已40余载。承蒙国家厚爱,获"宁波市名中医"称号,成立了"全国基层名老中医药专家传承工作室"。医者识药,实乃大医精诚之根基。不识药之性味、不明药之真伪,何以为医?本书主编倪观锋,乃吾全国基层名老中医药专家传承工作室之核心成员,亦为宁波市基层名中药师。

其深知吾志,心怀热忱,与老药工传承工作室成员及志同道合之士,志愿编撰此图鉴。亳州,素有"中华药都"之美誉,为药材集散之枢要。诸君不辞辛劳,亲赴亳州药材市场,置身万千流通之药材间,精挑细选,探寻正宗之源。手持放大镜,逐摊详查细验,以"看、摸、闻、尝"四法,去伪存真,披沙拣金。历经艰辛,终锁定50味药材,得600余份标准样本。精心梳理,凝练为可复制、可推广之准则,其功伟矣。

《常见中药饮片产地辨识彩色图鉴》之成书,诚可谓"古今汇通、医工协同"之佳作。

其一,以医驭药,临床为本。书中精选紫苏子、重楼、甘草、当归等50味核心药材,其遴选标准源自工作室长期诊疗经验。试举数例,血瘀痛经服丹参无功,实因市售品多为栽培品并未经发汗,其"表面紫红隐褪、断面放射纹模糊",异于道地丹参;风湿痹痛,投苍术而无功,实因断面之"朱砂点"稀疏,为劣质饮片。直击临床用药之痛点,唯有严格甄选药材,方能实现精准施治。

其二,医研协同,群策群力。本书之成稿,汇聚余姚市中医医院、宁波市中医院、宁波市第二医院、嘉兴市中医医院、宁波市镇海区中医医院、宁波市奉化区中医医院等多家医疗机构之中药师及中药鉴定专家之力,众人齐心协力,各展所长。如甘肃黄芪与内蒙古黄芪之性状鉴别要点,乃各位专家比对多份样本后,共同核定;知母"金包头"之性状鉴别标准,经专家比对野生品种和栽培品种,反复斟酌,定为核心要义。诸如此类,皆彰显"跨域协作、经验共融"之重要意义,集思广益，精益求精。

其三，标本共溯，正本清源。全书之样本，皆由编委会成员亲赴亳州药材市场筛选而得。亳州之样本，既可观市场流通之现状，又能追溯道地药材之本源。如书中所录"陇西当归，气血双调，秦川千载誉其名"之岷归、"滇之茯苓甲于天下"之滇茯苓，系从混杂之货品中，剔除伪充之品，更以道地产区样本为"金标准"，逐味标注，使读者一目了然，明辨真伪优劣。

本书付梓问世，非为一己之私、立一家之言，实欲筑百家之桥。若言工作室既往之研究，重在"医者知药"，本书则着力于促进"药师懂医"，使医者能深谙饮片变异之危害，药师能明辨药材性味之源流，如此则医药相辅相成，相得益彰。衷心期盼本书能作为鉴定类书籍的有益补充，为药品质量控制提供有力参考，为药农种植采摘提供借鉴。更望我中医药同人，齐心协力，共护"道地"之血脉，使"辨药如断证"之匠心，世代传承，永不磨灭。

本书编撰之时，历经三审三校，反复斟酌，力求完美。然学问浩渺，恐有管窥之见，未及周全。但江山代有才人出，吾唯愿后来者继往开来、踵事增华，使中医药学发扬光大，造福万民。

高望望
2025年5月

前　言

中药，作为中国传统文化的珍贵遗产，因其卓越的疗效广受关注。中药饮片种类繁多，产地广泛且品质多样，使中医药爱好者及一般消费者面临识别与应用的挑战。鉴于此，我们精心编撰了《常见中药饮片产地辨识彩色图鉴》一书。本书目的在于借由简明扼要的文字描述与丰富的彩色图片资料，向读者展示50种常见中药饮片在不同产地间的外观差异，从而加深大家对这些中药的认识与运用。

本书对50味常用中药的来源、采收加工、性状、产地、鉴别要点及质量评价等进行了详尽阐述。本书具有实用和直观的特点，通过高清彩色图片，读者不仅能观察每种中药饮片的外观性状，精确掌握鉴别要点，还能对比不同产地饮片的特点与差异。

在本书的编撰过程中，我们力求全面、准确地呈现中药鉴定的相关知识，但由于样本收集的局限性（所鉴定的样本仅代表特定批次）、产地覆盖不全，以及自身知识水平有限，书中难免存在疏漏之处，对此，我们深感抱歉，并希望广大读者和同行专家不吝赐教、予以指正，以便我们在后续修订中加以完善。同时，也期待更多学者和从业者能够共同推动中药鉴定领域的研究与发展，为中医药事业的传承与创新贡献力量。

编者
2025年6月

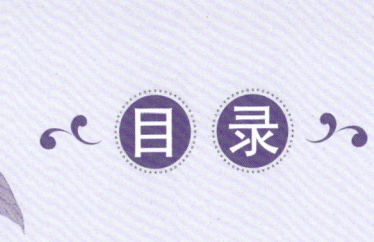

目录

1. 白扁豆 …………………………………… 1
2. 白术 ……………………………………… 3
3. 北沙参 …………………………………… 6
4. 苍耳子 …………………………………… 9
5. 苍术 ……………………………………… 12
6. 车前子 …………………………………… 15
7. 赤芍 ……………………………………… 17
8. 川芎 ……………………………………… 19
9. 丹参 ……………………………………… 21
10. 当归 …………………………………… 24
11. 党参 …………………………………… 27
12. 莪术 …………………………………… 31
13. 防风 …………………………………… 34
14. 佛手 …………………………………… 37
15. 茯苓 …………………………………… 40
16. 甘草 …………………………………… 43
17. 枸杞子 ………………………………… 47
18. 桂枝 …………………………………… 50

19	花椒	52
20	化橘红	55
21	黄芪	58
22	黄芩	62
23	姜黄	65
24	芥子	67
25	决明子	70
26	龙胆	73
27	麦冬	76
28	蔓荆子	79
29	玫瑰花	82
30	木瓜	84
31	牛蒡子	87
32	牛膝	90
33	羌活	92
34	肉苁蓉	95
35	三棱	98
36	山药	100

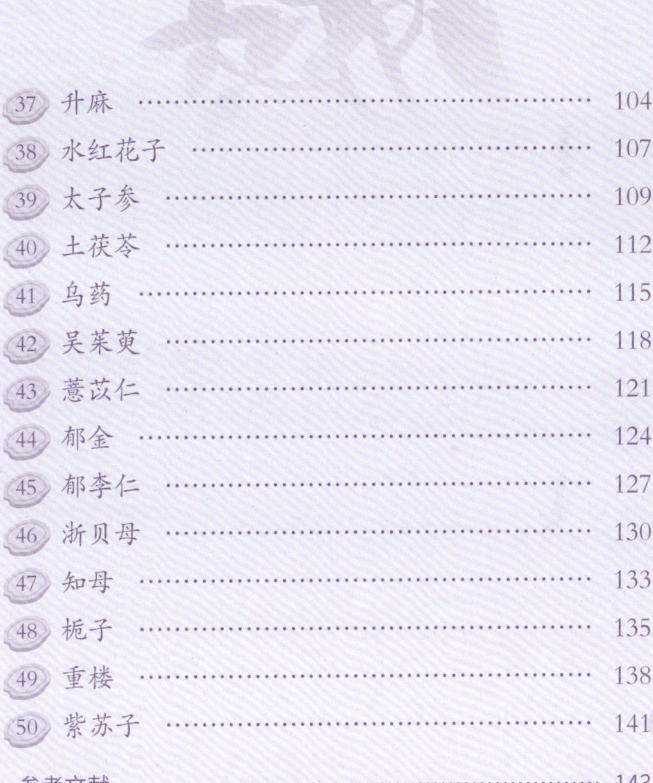

37	升麻	104
38	水红花子	107
39	太子参	109
40	土茯苓	112
41	乌药	115
42	吴茱萸	118
43	薏苡仁	121
44	郁金	124
45	郁李仁	127
46	浙贝母	130
47	知母	133
48	栀子	135
49	重楼	138
50	紫苏子	141

参考文献 …………………………… 143

1 白扁豆

◎ 来源
豆科植物扁豆 *Dolichos lablab* L.的干燥成熟种子。

◎ 采收加工
秋、冬二季采收成熟果实，晒干，取出种子，再晒干。

◎ 性状
本品呈扁椭圆形或扁卵圆形，长8～13 mm，宽6～9 mm，厚约7 mm。表面淡黄白色或淡黄色，平滑，略有光泽，一侧边缘有隆起的白色眉状种阜。质坚硬。种皮薄而脆，子叶2，肥厚，黄白色。气微，味淡，嚼之有豆腥气。

◎ 产地
白扁豆大都来源于栽培品，全国大多数地区均有出产。主产于安徽合肥、阜阳、亳州、六安，陕西大荔、潼关，湖南临湘、湘乡，河南商丘、开封、宁陵，浙江湖州、平湖、建德，山西晋中市榆次区、长治等地。进口白扁豆指从缅甸、印度等进口的白扁豆（作为混淆品，须注意区别）。

◎ 鉴别要点及质量评价
白扁豆呈扁椭圆形或扁卵圆形，长8～13 mm，宽6～9 mm，厚约7 mm；一侧边缘有隆起的白色眉状种阜，以上为鉴别要点。

白扁豆以粒大、饱满、色白者为佳。

📖 图片展示

国产白扁豆饮片（图1），长度为8～13 mm，宽度为6～9 mm，厚度达7 mm左右；形状圆润饱满，表面呈淡黄白色或淡黄色，平滑且略带光泽，部分白扁豆上还带有黑褐色斑点。种脐处有一圈明显的黑线，习称"黑眉"（与进口白扁豆的区别点之一）。整体更圆润。

进口白扁豆（图2），个头偏大且扁薄，长度可达10～15 mm，宽度为7～10 mm，厚度仅4～5 mm；外表平滑干净，表面斑点不明显或无斑点。种脐处通常无"黑眉"。种皮较国产白扁豆稍厚，炒制不易破裂。整体偏薄或略呈方形。

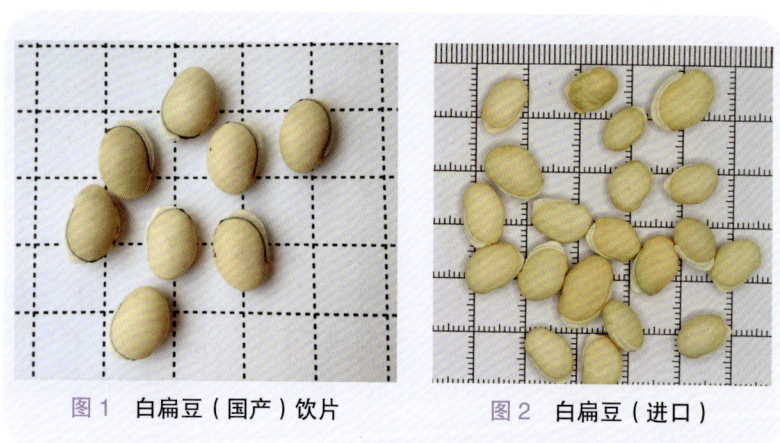

图1 白扁豆（国产）饮片　　图2 白扁豆（进口）

2 白术

◎ 来源

菊科植物白术 *Atractylodes macrocephala* Koidz.的干燥根茎。

◎ 采收加工

中秋时节待地上部分枯萎后,挖掘根部,除去泥土,剪去茎秆,待炕床升温,铺上白术,先用高温烘1个小时左右,待白术表皮发热时,温度降低至60~70 ℃,盖上帆布,每隔5小时左右上、下翻动一遍,烘至半干时搓去须根,再烘至八成干,取出,堆放回润5~6天,使表皮变软,再烘至全干。亦可晒干,用时15~20天晒至全干。

◎ 性状

本品为类圆形或不规则形的厚片,直径1~7 cm。表面灰黄色或灰棕色,有时可见细纵纹。切面黄白色至淡棕色,散生棕黄色的点状油室,木部具放射状纹理,髓部色较浅;烘干者色较深,呈角质样,有裂隙。气清香,味甘、微辛,嚼之略有黏性。

◎ 产地

白术是"浙八味"之一。自宋以来,浙江产白术(浙白术)因其清香之气和稳定的疗效备受医家青睐,尤其是於潜所产白术,含油量丰富而显朱砂点,被尊为"於术"。由于白术用量剧增,野生资源难以满足用量需求,自明代开始尝试白术栽培。时至今日,北至安徽亳州、河北安国,南至广东等全国大部分地区都有栽培白术,但仍以浙白术品质最佳。然而,由于人工成本的增加,浙白术的产量在缩减,目前市场流通以亳白术(亳州产)、祁白术(安国产）为主。

🔍 鉴别要点及质量评价

本品表面有瘤状突起及断续的纵皱和沟纹，顶端有残留茎基和芽痕，整体呈现"云头鹤颈"的特征。切面散生棕黄色的点状油室，木部具放射状纹理、偶有裂隙，有清香气，嚼之味甘而略带黏性，以上为鉴别要点。

本品以大小、质地、色泽、气味来评价质量。一般以个头大、质地坚实、切面黄白色、气清香者为佳；以个大体轻，表面光滑无纵皱、沟纹者为次。

📷 图片展示

浙白术饮片（图3），表面灰棕色，有明显的瘤状突起（云头膨大），可见细纵纹。切面呈角质样，黄白色或淡棕色，裂隙明显，散生棕黄色的点状油室。特征性的"鹤颈"偶可见。气清香。

亳白术饮片（图4），片形通常较大，表面灰棕色，与浙白术相比表皮相对光滑。切面黄白色（偏白），呈角质样，有裂隙（蜂窝状），散生棕黄色的点状油室，气清香而浓郁，可见云头。

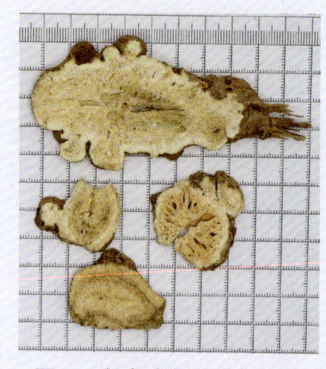

图3 白术（浙白术）饮片

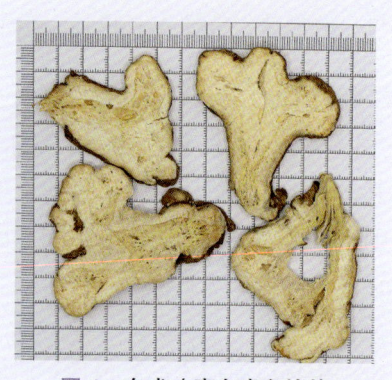

图4 白术（亳白术）饮片

说在最后

白术饮片的加工方法主要有生晒、烘干（炕白术）和半生半晒3种。生晒系指采挖后洗净直接切片晒干所得，此类白术切面黄白色而平坦，无裂隙，香气寡淡，咀嚼坚硬，有黏牙感，咀嚼后口齿留香；烘干指使用烘干设备对白术进行低温烘干，是主流加工方式，烘干白术断面略呈角质样，有裂隙，略显菊花纹，易于保存、不易发油；半生半晒是采用生晒和烘干相结合的方式。生晒白术和炕白术饮片对比见图5。

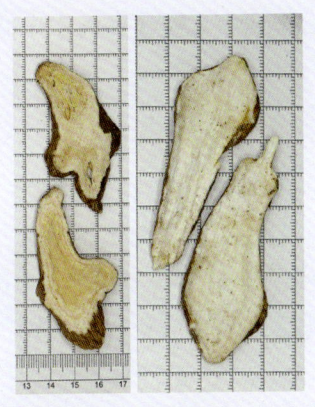

图5 生晒白术（右）和炕白术（左）饮片对比

3 北沙参

来源

伞形科植物珊瑚菜 *Glehnia littoralis* Fr. Schmidt ex Miq. 的干燥根。

采收加工

北沙参以种子繁殖，可在深秋或早春播种，秋播者为秋参，多在来年的9—10月采挖，春播者为春参，多在隔年的7月采挖，春播者品质更佳。采挖后，洗净泥沙，置沸水中略烫后刮去外皮，干燥，或洗净后直接干燥。

性状

本品为圆柱形的短段或长段，短段长5～10 mm，长段长10～15 mm，直径4～12 mm。表面淡黄白色，偶有残存的黄棕色外皮，具细纵皱纹及纵沟，有的可见根痕。质脆，切面呈角质样，皮部浅黄白色，木部黄色。气特异，味微甘。未去外皮者表面黄棕色。

产地

北沙参又名"莱阳沙参""辽沙参"。自古以来，山东莱阳一带所产北沙参为道地药材，品质最佳，现今由于莱阳地区种植面积不足，产能低下，市场已无大宗莱阳沙参。北沙参现主流产区已变为河北、内蒙古、辽宁等地，市场主体以河北货和内蒙古货居多，并根据北沙参的长度和直径分为选货和统货两种规格。

鉴别要点及质量评价

本品以"体表黄白细皱纹,根痕纵沟粗糙显,皮部黄白环棕色,微甜气异角质样"为鉴别要点。

以质地、色泽和大小作为质量评价标准。枝条细长均匀,质地紧实,色泽黄白,味甘者为佳;质略松,色黄棕而显走油样者次之。

图片展示

内蒙古产北沙参饮片(图6),段细长,残存外皮少。体表黄白色沟纹明显,断面形成层环明显而多裂隙,皮部所占比例略小于木部,木部偶有白心。

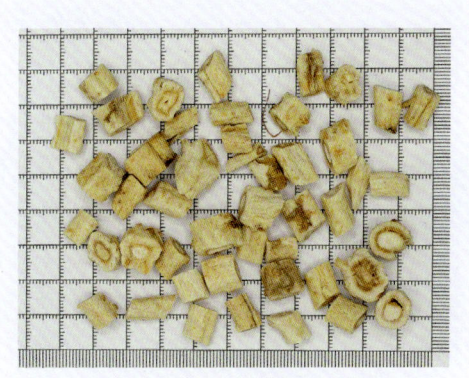

图6 北沙参(内蒙古)饮片

河北产北沙参饮片(图7),段粗短,有残存外皮。断面形成层环明显而平坦细腻,或木部中心偶有空洞,皮部占比等于或略大于木部。

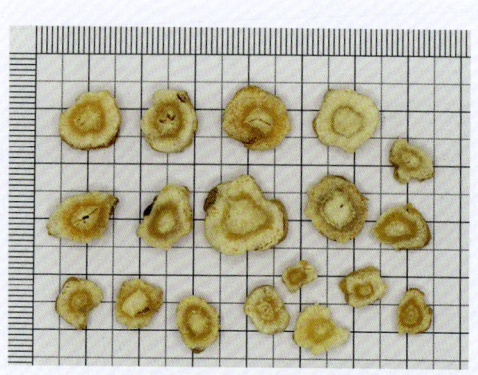

图7 北沙参（河北）饮片

说在最后

内蒙古产北沙参细长，去皮干净，常装箱发往广州等地的市场，做精品药材或食材用；河北产北沙参粗短，且去皮不太干净，多做饮片用。市场另有陈货，即存放时间较长的北沙参，由于暴露在空气中，其受潮、氧化及走油，外观颜色加深呈褐色，质量较次，需注意鉴别。

北沙参常见混淆品——迷果芹，为伞形科迷果芹的根，和北沙参性状相似，呈长圆柱形，直径略大，表面黄白色。可见残留的深黄棕色外皮，根头顶端钝圆，可见茎残基，其四周有紫棕色鳞叶残基环绕，颈部具密集环纹，体部有明显纵皱和横长皮孔样突起。质硬，易折断，断面乳白色。木部较小是其主要鉴别特征，约占断面的1/4。气微，具胡萝卜样香气，味淡、微甜。

4 苍耳子

⊕ 来源

菊科植物苍耳 *Xanthium sibiricum* Patr.的干燥成熟带总苞的果实。

⏱ 采收加工

每年9—10月当果实由青转黄变成熟，叶大部分枯萎脱落时，选晴天，割下全株，脱粒，扬净，晒干。

◎ 性状

本品呈纺锤形或卵圆形，长10~15 mm，直径4~7 mm。表面黄棕色或黄绿色，全体有钩刺，顶端有2枚较粗的刺，分离或相连，基部有果梗痕。质硬而韧，横切面中央有纵隔膜，2室，各有1枚瘦果。瘦果略呈纺锤形，一面较平坦，顶端具1突起的花柱基，果皮薄，灰黑色，具纵纹。种皮膜质，浅灰色，子叶2，有油性。气微，味微苦。

◎ 产地

苍耳子大多是野生品，全国各地均产，长江以北各省多产。以山东、江苏为多。图8和图9分别为内蒙古产区和湖北产区的苍耳子，内蒙古产苍耳子以双尖货（颗粒饱满、刺尖完整）为主，药效成分普遍较高，加工工艺更精细，价格更高。

🔍 鉴别要点及质量评价

本品形体似纺锤形或卵圆形，体长不超过15 mm，顶端有2枚粗刺似喙而不等长，体表有钩刺或刺痕，刺（痕）间距1 mm以上,横切面可见纵隔膜和2室,各有1枚瘦果,以上为鉴别要点。

以粒大而匀、饱满、内仁充实、外皮黄色无杂质者为佳;以内仁干瘪瘦小者次之。

图片展示

内蒙古产苍耳子饮片(图8),大小不一,大的体长约12 mm,小的体长约6 mm;直径大的约5 mm,小的为2~3 mm。体表钩刺痕间距约为1.5 mm,顶端2枚刺,有的合生、有的分离、有的未见。横切面可见2室和2枚扁平的瘦果。

湖北产苍耳子饮片(图9),体长较长,约15 mm,直径5~6 mm。表面刺痕密集,间距约1 mm,残存钩刺长2~3 mm,刺尖分叉。顶端2枚刺有的合生、有的分离、有的未见,约等长。基部有的增大。整体上湖北产苍耳子较内蒙古产苍耳子果实偏大,总苞刺较长且密集。

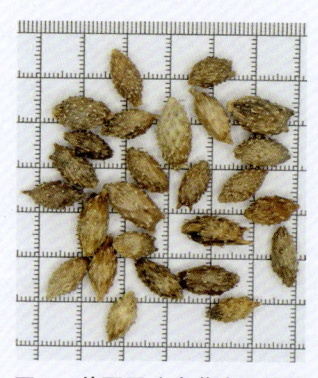 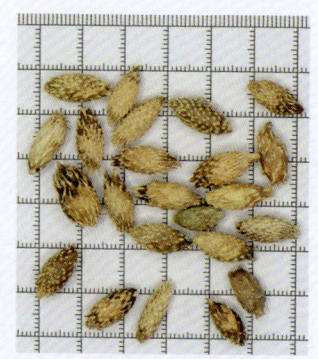

图8 苍耳子(内蒙古)饮片　　图9 苍耳子(湖北)饮片

> 说在最后

本品有一定的毒性，所以临床所用的苍耳子都是以武火炒至刺焦枯，炒制后毒性降低，以保证临床用药的安全。然而现由于外来物种入侵，市场上常可见北美苍耳（蒙古苍耳）、意大利苍耳、西方苍耳等带总苞的果实。此类苍耳子中有些品种毒性较正品苍耳子大很多，因此为了患者用药之安全，中药从业者须认真鉴别。

现《中国植物志》收载的苍耳属植物仅有4种，但是实际上苍耳属植物已不下10种，为了保证用药安全，做好基源鉴别也是很有必要的。主要区别如下。

（1）正品苍耳子体长较短，一般为10～15 mm，体表钩刺较稀疏，所以刺（痕）间距较大，刺长在1.5 mm以内且直，顶喙粗刺不等长。

（2）其他类群的苍耳子体长多比正品苍耳子长（偏基苍耳的果实比较小，体长一般小于10 mm），体表钩刺较密集，所以刺（痕）间距较小，肉眼见刺痕较密集者大多是有问题的，钩刺大多较长，一般都在2 mm以上，有的刺长可超4 mm，顶喙粗刺大多近等长。如蒙古苍耳子，为现在市面上最多的混淆品，呈纺锤形或卵圆形，长15～30 mm，直径7～12 mm。表面棕褐或黑褐色，全体密生钩刺，钩刺长2～3.5 mm，顶端有2枚较粗的刺，分离，近等长。基部增粗，有果梗痕。

5 苍 术

⊕ 来源

菊科植物茅苍术 Atractylodes lancea（Thunb.）DC. 或北苍术 Atractylodes chinensis（DC.）Koidz. 的干燥根茎。

⊕ 采收加工

一般在9月上旬至11月上旬或翌年2—3月采挖栽培2~3年的根茎，除净残茎及泥土，晒干，去除根须或晒至九成干后用火燎掉须根，再晒至全干。

⊕ 性状

本品呈不规则类圆形或条形的厚片。外表皮灰棕色至黄棕色，有皱纹，有时可见根痕。切面黄白色或灰白色，散有多数橙黄色或棕红色油室，茅苍术暴露稍久，可析出白色细针状结晶（析霜），而北苍术油室分布较少，不具析霜现象。气香特异，味微甘、辛、苦。

⊕ 产地

茅苍术主产于江苏、湖北、河南等地，自古以来，江苏茅山一带为其道地产区，所产药材品质最佳，现如今因野生资源匮乏，市场已难觅野生茅苍术的踪影，栽培品初具规模。北苍术主产于河北、陕西、山西等地，是如今苍术市场的主流品种，大多是野生药材。随着野生资源的紧缺，人工种植在慢慢铺开。

⊕ 鉴别要点及质量评价

本品以质地坚实易折断，断面散有较多朱砂点，气香浓郁而体似结节状圆柱形或疙瘩状为鉴别要点。

以质地坚实、断面朱砂点多而香气浓郁者为佳；以质地松散、断面朱砂点少而香气寡淡者为次。传统认为茅苍术断面散有多数橙黄色或棕红色油室，暴露稍久，可析出白色细针状结晶，香气浓郁，为道地药材，品质较北苍术更佳。

图片展示

野生苍术饮片（图10），形状细长，有的呈连珠状，切面黄白色偏棕色，朱砂点分布密集，图中未见析霜，气香浓郁，体表多见疙瘩状突起。

栽培苍术饮片（图11），形状肥大，切面黄白色、较紧实，朱砂点分布也较多，图中未见析霜，香气略寡淡。

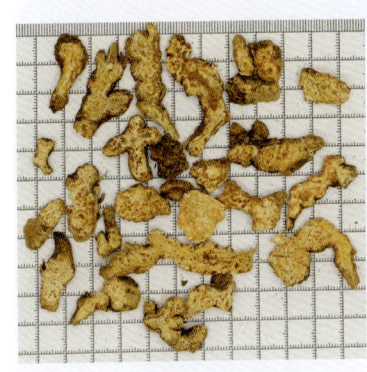
图10　苍术（野生）饮片

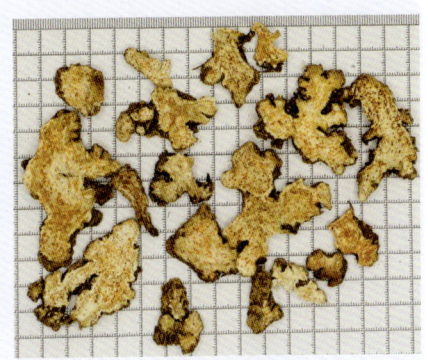
图11　苍术（栽培）饮片

东北产白茬苍术（俗称"关苍术"，非正品）（图12），形状细长，切面黄白而紧实，朱砂点零星分布，香气淡未能闻及。

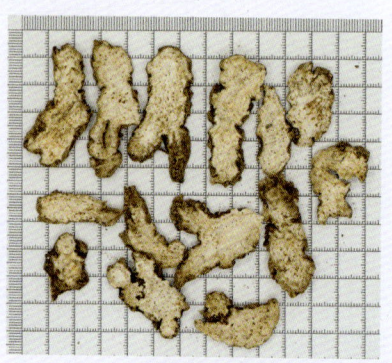

图 12　白茬苍术（东北）

说在最后

茅苍术、北苍术在《中国植物志》中已被归并为一种，关苍术则被归并入白术中，是日本汉方医所用白术的来源。

6 车前子

来源

车前科植物车前 Plantago asiatica L.或平车前 Plantago depressa Willd.的干燥成熟种子。

采收加工

夏、秋二季种子成熟时采收果穗，晒干，搓出种子，除去杂质。

性状

本品呈椭圆形、不规则长圆形或三角状长圆形，略扁，长约2 mm，宽约1 mm。表面黄棕色至黑褐色，有细皱纹，一面有灰白色凹点状种脐。质硬。气微，味淡。

产地

据古文献及现代文献所述，车前子的产地经历了较大范围的变迁，早以河北为主产区，后逐步以四川为主产区，今以江西为主产区，黑龙江和四川为重要产区。目前市场上的车前子药材主要来自人工栽培，四川和江西为主要产区，同品质两者的价格市场差异不大。

鉴别要点及质量评价

本品呈椭圆形、不规则长圆形或三角状长圆形；长约2 mm，宽约1 mm；表面黄棕色至黑褐色，一面有灰白色凹点状种脐。以上为鉴别要点。

车前子以色黑发亮、粒大饱满、含杂少者为佳。

图片展示

江西产车前子饮片（图13），呈长圆形、稍扁，或类三角形，黄褐至棕褐色，粒稍大。表面有许多皱纹状的小突起，用放大镜观察，可见明显的皱缩纹。背面较平坦，腹面略突起，中央有灰白色椭圆形浅凹的种脐。

四川产车前子饮片（图14），通常呈扁平长椭圆形，粒略小，色偏棕红。

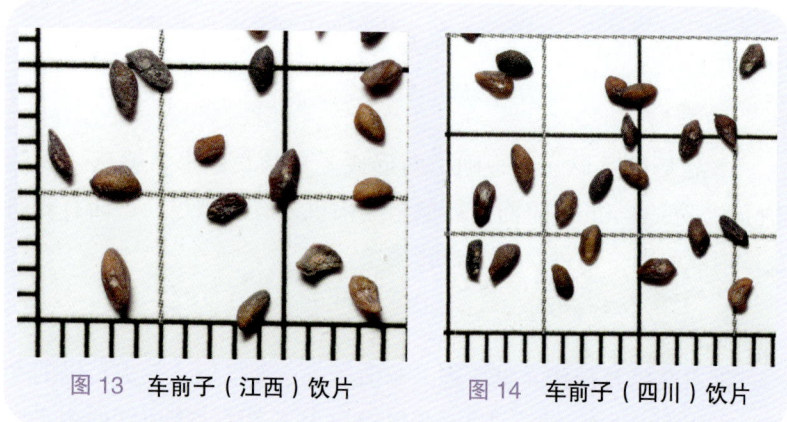

图13　车前子（江西）饮片　　图14　车前子（四川）饮片

说在最后

《中华人民共和国药典》（简称《中国药典》）收载车前、平车前的种子入药，平车前子的果型呈椭圆形，基本无棱角，长、宽较车前子小，行内称为"小车前子"。浙江另有一味小粒车前子，习称浙车前子（大车前的种子），未被《中国药典》收载，作为地方习用品，现收载于《浙江省中药炮制规范》，其果型呈卵形、菱形或多角形，表面棕褐色，中央有1条明显的淡黄色带，腹面具较清晰的辐射状排列的细皱纹。

7 赤芍

⊕ 来源
毛茛科植物芍药 *Paeonia lactiflora* Pall.或川赤芍 *Paeonia veitchii* Lynch的干燥根。

采收加工
8—9月采挖，除去根茎、须根及泥沙，晒干或烘干。

性状
本品为类圆形的薄片或厚片，直径0.5～3.0 cm。表面棕褐色或紫褐色，粗糙。断面粉白色或粉红色，皮部薄，木部具较密集的放射状纹理或裂隙。质硬而脆。气微香，味微苦、酸涩。

产地
现在赤芍的主产区为内蒙古、黑龙江一带，以野生芍药加工而成。当前市场上野生赤芍占大部分，并且以"芍药种"多见，"川赤芍种"偶见。

鉴别要点及质量评价
本品以表面棕褐具纵皱沟纹，表皮易脱落，断面粉白或粉红，放射纹理清晰，有裂隙，气味酸香为鉴别要点。

赤芍以直径大小和质地作为评价标准。条粗长、外皮易脱落、质地较轻松、断面白色粉性大，具"糟皮粉碴"之特性者为优等品；以条细小致密者为劣等品。

图片展示

野生赤芍饮片（图15），表面棕褐色，切面粉白色，有裂隙，木部放射状纹理明显，用指甲划未见粉屑掉落，粉性不足，柴性有余，糟皮已现，粉碴未见。酸香味浓郁。

说在最后

赤芍和白芍同为芍药的根，以野生者加工成赤芍，以栽培品加工成白芍，两者断面性状之差异大概有以下原因：野生或仿野生者，生长环境比较恶劣，在生长存活过程中与其他植物存在竞争关系，所以植物体能量聚集比较少，存余的淀粉粒归藏于根的也相应减少，导致根细胞内淀粉粒填充不够饱满而形成裂隙。白芍是栽培3年以上的根，专注于生长，存余的淀粉粒归藏于根的就比较多，细胞饱满，质地紧实致密。另外，白芍是加热蒸煮后刮皮，经受热处理，其淀粉粒糊化，所以干燥后呈现出角质样。

市面常见混淆品为"黑白芍"饮片（图16），是栽培品芍药不刮皮直接干燥而成，断面质地致密、粉性特别强，无裂隙，性状有别于赤芍。

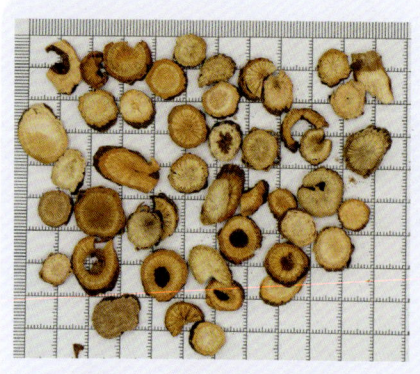

图15 赤芍（野生）饮片

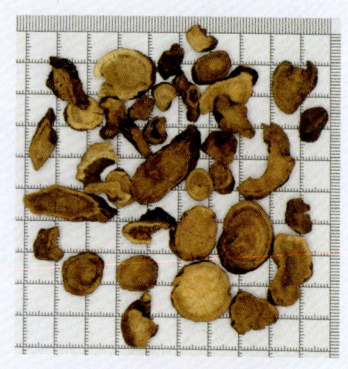

图16 "黑白芍"饮片

8 川芎

⊕ 来源
伞形科植物川芎 *Ligusticum chuanxiong* Hort. 的干燥根茎。

⊕ 采收加工
栽种后第二年芒种节前后当茎上节盘显著突出，并略带紫色时采挖，除去泥沙，晒后烘干，再入竹笼内颠簸摇晃使其相互撞击，撞去须根和残存的泥沙。

⊕ 性状
本品为不规则厚片，外表皮灰褐色或褐色，有皱缩纹。切面黄白色或灰黄色，具有明显波状环纹或多角形纹理，散生黄棕色油点。质坚实。气浓香，味苦、辛，稍有麻舌感，微回甜。

⊕ 产地
川芎的产地主要在四川，四川为川芎的道地产区。此外，云南、贵州、广西等地也有栽培。流通过程中按产地加工方法的不同，将川芎分为生晒货和炕货两种品类。

⊕ 鉴别要点及质量评价
本品直径2～7 cm；切面黄白色或灰黄色，具有明显波状环纹或多角形纹理，散生黄棕色油点；气浓香，味苦、辛，稍有麻舌感，微回甜。以上为鉴别要点。

以个大、质坚实、断面色黄白、油性大、香气浓者为佳。

图片展示

川芎（炕货）饮片（图17），整体暗淡，呈灰黄色至灰棕色。味较淡（部分挥发性成分损失），油润度相对低。

川芎（生晒货）饮片（图18），呈黄白色（色偏淡），有光泽。香气浓烈，油性足。

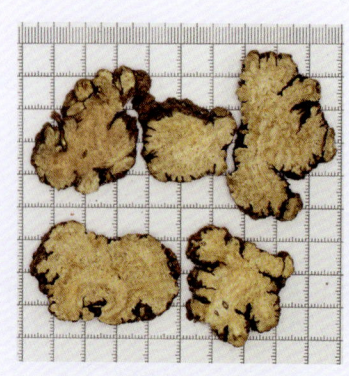
图17　川芎（炕货）饮片

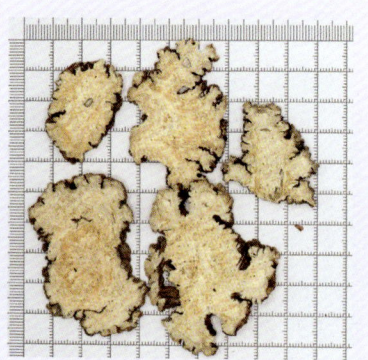
图18　川芎（生晒货）饮片

说在最后

川芎又名"芎䓖"，本是植物藁本栽培过程中形成的变种，根据不同的产地和不同的栽培方式，千百年来形成了两大川芎产品，即川芎和抚芎（今之茶芎）。由于产地的不同造就了成分上的细微区别和性状上的差异，进而导致两种功效上的差异，需注意区分。

9 丹参

⊕ 来源

唇形科植物丹参 *Salvia miltiorrhiza* Bge.的干燥根和根茎。

采收加工

丹参传统上以野生资源为主，因长期过度采挖导致储量锐减，现今市场流通的野生丹参已较为稀少。栽培品多在栽培2～3年的秋冬，地上部分枯萎后或翌年开春萌芽前采挖，抖尽泥沙，晒干或发汗后晒干，抑或直接切片晒干。

性状

本品呈类圆形或椭圆形的厚片。外表皮棕红色或暗棕红色，粗糙，具纵皱纹。切面有裂隙或略平整而致密，有的呈角质样，皮部棕红色，木部灰黄色或紫褐色，有黄白色放射状纹理。气微，味微苦涩。

产地

丹参的主要产区为山东、山西、四川、陕西、河南、河北、安徽等地。产于四川中江县及其周边各地区的丹参习称"川丹参"，川丹参栽培历史悠久，品质佳，多供出口，市面较少。产于山东临沂、泰安、日照、潍坊、淄博、济宁等地及其周边各地区的丹参，习称"山东丹参"。目前基本以川丹参与山东丹参为道地药材。

🔍 鉴别要点及质量评价

本品外表皮棕红色或暗棕红色，粗糙，具纵皱纹；切面有裂隙或略平整而致密，木部有黄白色的维管束，呈放射状菊花形排列，以上为鉴别要点。

栽培者以条粗壮、色紫红、菊花心明显、发汗者为佳。

图片展示

山东栽培丹参饮片（图19），外皮棕红色，纵皱纹明显，外皮紧贴不易剥落（野生品外皮疏松、易脱落），断面放射状纹理（菊花心）明显。质硬而脆，气微，味微苦涩。

山西栽培丹参饮片（图20），外表皮灰棕色或暗棕红色，色泽不均匀，粗糙，中心菊花纹不明显。质地更硬，油润少。

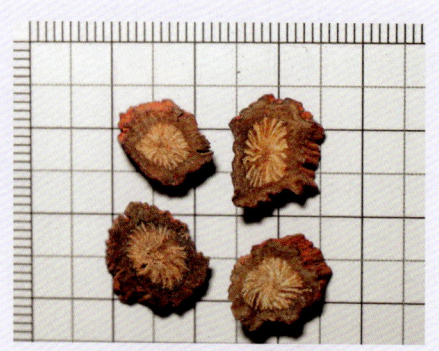

图19 丹参（山东）饮片

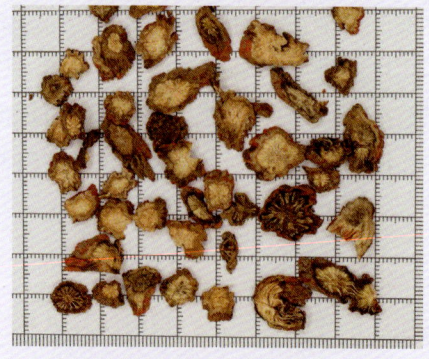

图20 丹参（山西）饮片

说在最后

发汗即将鲜药材加热或半干燥后，密闭堆积使其发热，内部水分向外蒸发并凝结成水珠附于药材表面，犹如人体出汗，故称为"发汗"。发汗也是优质丹参的一种加工方法。经过发汗的丹参，横切面变成紫黑色，具光泽，其燥性与寒凉之性会降低，丹参酮的含量提升且水溶性增强，更有利于人体吸收。

10 当归

来源
伞形科植物当归 Angelica sinensis（Oliv.）Diels 的干燥根。

采收加工
秋末采挖，除去须根和泥沙，待水分稍蒸发后，捆成小把，上棚，用烟火慢慢熏干。

性状
本品为类圆形、椭圆形或不规则的薄片。外表皮浅棕色至棕褐色。切面浅棕黄色或黄白色，平坦，有裂隙，中间有浅棕色的形成层环，并有多数棕色的油点。香气浓郁，味甘、辛、微苦。

产地
当归主要产于甘肃的岷县、宕昌、漳县、渭源等地。岷县及周边地区出产的当归，骨质重、气香浓、油性足、质量佳，习称"岷归"。除甘肃以外，云南也有大量种植，约1910年，云南鹤庆、剑川从甘肃引种成功。云南产区生态条件适宜当归种植，尤以鹤庆马厂地区所产当归品质卓越，堪称上乘，商品头大、质坚、味浓、油性足，称"马厂当归"，也深受市场青睐。此外，四川的阿坝藏族羌族自治州、雅安，青海海东等地也有一定规模的栽培。

鉴别要点及质量评价
本品切面浅棕黄色或黄白色，有裂隙，中间有浅棕色的形成层环，并有多数棕色的油点；香气浓郁；味甘、辛、微苦。以上为鉴别要点。

以油润、外皮黄棕色、断面黄白色、气味浓郁者为佳。

📷 图片展示

甘肃产当归饮片（图21），表皮细腻，外皮黄棕色，断面黄白色。质地紧密、坚实、柔韧、油性足，无空心，气味浓郁，略带烟熏味。

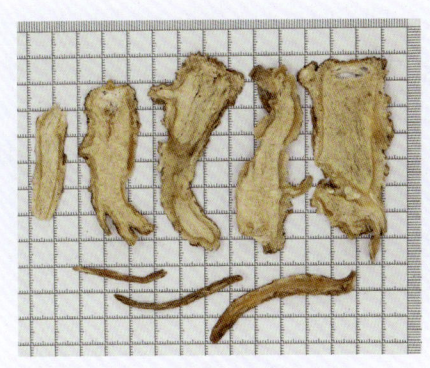

图21　当归（甘肃）饮片

云南产当归饮片（图22），片形大，表皮略粗糙，外皮红褐色或棕褐色（与岷归的主要区别点），断面黄白色，气味浓郁，质实柔润，易回潮（其他非道地产区的当归硬脆，油性不足，不易回潮）。

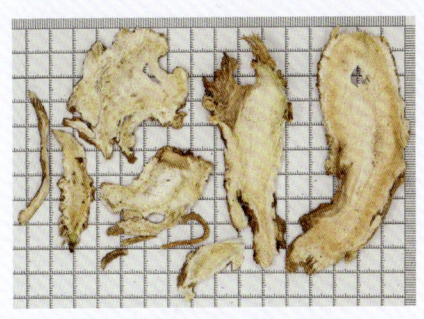

图22　当归（云南）饮片

说在最后

当归药材现全部依靠栽培生产供应,尤以岷归为道地药材,占全国总产量的85%以上。当归中最常见的混淆品为欧当归,是伞形科欧当归属植物,原产于欧洲,我国有引种栽培,功效有别,不可作当归使用。欧当归性状与正品相似,常混入正品中使用。主要区别点为当归根头部圆钝,纵皱纹明显,多见一个茎基痕,偶见数个突出的根茎痕;欧当归根头部常有2个及以上的茎基痕,呈"多头"形态,主根及支根顶部环纹密集,即使切片后也可观察到。当归表面浅棕色至棕褐色,断面黄白色或浅黄棕色,有一圈浅棕色环纹(形成层),可见棕色点状分泌腔(油室),质地致密;欧当归表面灰棕色或浅黄棕色,断面中心淡黄或黄白色,边缘呈油晕状,无棕色环纹,质地疏松,常有空洞。当归香气浓郁,味甘、微辛;欧当归气味较淡且特殊,入口辛辣麻舌,且麻感持久不退。因为性状较相似,应注意区分。

11 党参

来源

桔梗科植物党参 *Codonopsis pilosula*（Franch.）Nannf.、素花党参 *Codonopsis pilosula* Nannf. var. *modesta*（Nannf.）L. T. Shen 或川党参 *Codonopsis tangshen* Oliv. 的干燥根。

采收加工

播种的党参需生长3年才能采挖，前两年用于根系发育和养分积累，第三年达到药用价值高峰。一般在农作物收获完毕时采收。方法：挖出参根抖净泥土，用水洗净，大小、长短、粗细分开，分为老、大、中条，分别晒至柔软（绕指不断）后，将党参一把把顺握或放在木板上揉搓，握或搓后再晒，反复3~4次，使党参皮肉紧贴，充实饱满，富有弹性，搓时用力不能过猛，避免破皮流出汁液，形成黑疤。搓的次数也不能过多，否则会变成细条，影响质量。搓后置室外晒至八成干，收藏或包装。

家种党参至少生长4年，秋后采收，采挖后，需去除须根，洗净，入沸水中焯过，取出晾晒，边晒边搓，再用木板压扁，使条形直挺略呈扁形。如遇雨天，则将党参先用细绳在根头处穿吊起来，晾至半干时，再搓直压扁，最后用火缓焙至干。

性状

党参呈长圆柱形，稍弯曲，长10~35 cm，直径0.4~2.0 cm。表面灰黄色、黄棕色至灰棕色，根头部有多数疣状突起的茎痕及芽，每个茎痕的顶端呈凹下的圆点状；根头下有致密的环状横纹，向下渐稀疏，有的达全长的一半，栽培品环状横纹少或无；全体有纵皱纹和散在的横长皮孔样突起，支根断落处常有黑褐色胶状物。质稍柔软或稍硬而略带韧性，断面稍平坦，有裂隙或放射状纹理，皮部淡棕黄色至黄棕色，木部淡黄色至黄色。有特殊香气，味微甜。

素花党参长10～35 cm，直径0.5～2.5 cm。表面黄白色至灰黄色，根头下致密的环状横纹常达全长的一半以上。断面裂隙较多，皮部灰白色至淡棕色。

川党参长10～45 cm，直径0.5～2.0 cm。表面灰黄色至黄棕色，有明显不规则的纵沟。质较软而结实，断面裂隙较少，皮部黄白色。

产地

目前市场主流党参药材分为潞党参、白条党参、纹党参、板桥党参4种规格。潞党参源自党参的根，简称"潞党"，主产于山西、河南等地，在历史上一直被认为是最优的党参道地药材；白条党参来源同潞党；纹党参源自素花党参的根，简称"纹党"，主产于甘肃、陕西及四川西北部，又称"西党""晶党"，以四川南坪、松潘，甘肃文县所产品质最佳，亦称"文党"；板桥党参源自川党参的根，简称"板党"，主产于四川、湖北、陕西，又称"川党""条党""单枝党"。由于来源不同，产区广泛，党参的质量差异很大。

鉴别要点及质量评价

本品断面有裂隙或放射状纹理，皮部淡棕黄色至黄棕色，木部淡黄色至黄色；有特殊香气，味微甜。以上为主要鉴别要点。

以条大粗壮（与同一基源党参对比），皮松肉紧，有狮子盘头及横纹，质柔润，味香甜、嚼之无残渣者为佳。

图片展示

党参（潞党）饮片（图23），表面黄棕色至灰棕色，有纵皱纹及散在的横长皮孔样突起，横环纹稀有或无，质较硬或略带韧性，断面稍平坦，皮部有裂隙或放射状纹理，皮部淡黄白色或淡棕色，木部淡黄色，有特殊香气，味微甜。断面平滑、油润是其鉴别特征。

党参（纹党）饮片（图24），表面灰黄色至黄棕色，多数饮片可见致密的环状横纹（横纹在整条党参中过半），皮松肉紧，断面皮部裂隙较多，呈淡棕色或粉红色（胭脂色），俗称"美人面"。横纹是其主要鉴别特征，整体较潞党松泡，粗糙，气浓郁，味甜。

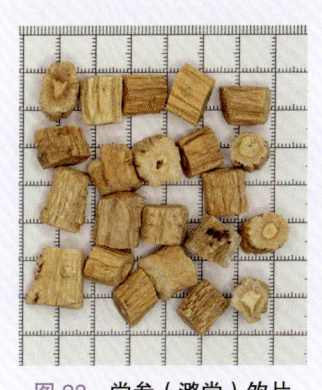 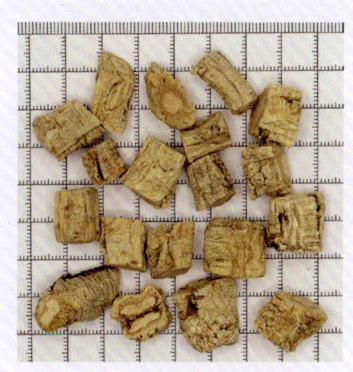

图23　党参（潞党）饮片　　图24　党参（纹党）饮片

党参（板党）饮片（图25），根多为条状，横纹少或无，有明显纵纹，有微呈突起、疏距均匀的线状横长皮孔。质柔软而结实，断面裂隙少，皮部黄白色，木部淡黄色，"菊花心"明显。味较甜。板党为当前市场常用之品，细横长皮孔多为鉴别特征。

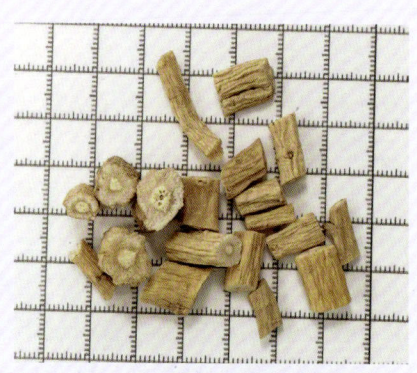

图 25　党参（板党）饮片

说在最后

目前，党参有野生和栽培之分，野生党参质量较佳，习称"野党参"。然而，野生资源产量有限，在资源调查过程中仅在山西、甘肃少量分布，野生党参根头膨大，参体粗壮，芦下直径多在 1.5 cm 以上，但资源量甚少，一般包装为精品礼盒出售。通过市场调研和产地调研，发现市场流通的党参主要以人工栽培为主，主流品种为潞党参、白条党参、纹党参、板桥党参。历代对于党参的规格等级划分强调产地质量，并在此基础上结合性状，如根的直径、质地、气味等进行评价、分级。

12 莪 术

来源

姜科植物蓬莪术 *Curcuma phaeocaulis* Val.、广西莪术 *Curcuma kwangsiensis* S.G.Lee et C. F. Liang 或温郁金 *Curcuma wenyujin* Y. H. Chen et C. Ling 的干燥根茎。后者习称"温莪术"。

采收加工

冬季茎叶枯萎后采挖，洗净，蒸或煮至透心，晒干或低温干燥后除去须根和杂质。

性状

蓬莪术呈卵圆形、长卵形、圆锥形或长纺锤形，顶端多钝尖，基部钝圆，长2~8 cm，直径1.5~4.0 cm。表面灰黄色至灰棕色，上部环节突起，有圆形微凹的须根痕或残留的须根，有的两侧各有1列下陷的芽痕和类圆形的侧生根茎痕，有的可见刀削痕。体重，质坚实，断面灰褐色至蓝褐色，蜡样，常附有灰棕色粉末，皮层与中柱易分离，内皮层环纹棕褐色。气微香，味微苦而辛。

广西莪术呈圆球形或类球形，环节稍突起。断面黄棕色至棕色，常附有淡黄色粉末，内皮层环纹黄白色。

温莪术呈圆锥形，表面多突起根痕和环节。断面黄棕色至棕褐色，常附有淡黄色至黄棕色粉末。气香或微香。

产地

蓬莪术主产于四川温江、沐川等地。

广西莪术主产于广西横州、灵山、大新，广东四会、高安、鹤山等地。

温莪术主产于浙江瑞安。

🔍 鉴别要点及质量评价

蓬莪术断面呈灰褐色至蓝褐色,蜡样质感,常附有灰棕色粉末,皮层与中柱易分离,内皮层环纹呈棕褐色。

广西莪术断面呈黄棕色至棕色,常附有淡黄色粉末,内皮层环纹黄白色。

温莪术断面呈黄棕色至棕褐色,常附有淡黄色至黄棕色粉末。气香或微香。

以上为莪术鉴别要点。

莪术饮片以质地坚硬、片形均匀、香气浓郁者为佳。市场上常常出现几种莪术基源混合使用的现象。

📷 图片展示

蓬莪术饮片(图26),断面呈灰褐色至蓝褐色,皮层与中柱易分离,内皮层环纹呈棕褐色,散在"筋脉"小点。

广西莪术饮片(图27),直径较大,断面黄棕色至棕色,内皮层环纹呈黄白色。广西莪术历来为莪术中的主流商品,但是统货的

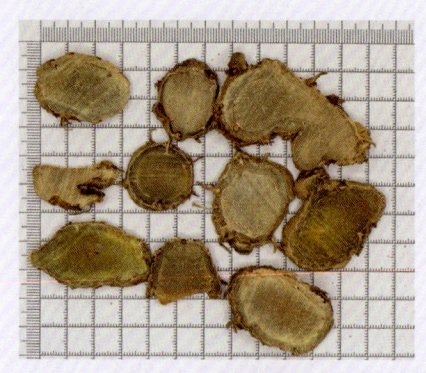
图26 蓬莪术饮片

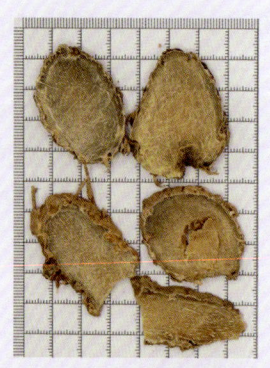
图27 广西莪术饮片

价格普遍略低于蓬莪术,尤其是云南产蓬莪术。

二者鉴别点:蓬莪术饮片断面内皮层环纹呈棕褐色;广西莪术饮片断面内皮层环纹呈黄白色(图28)。

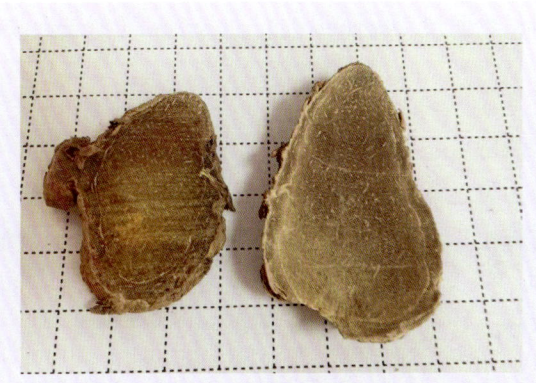

图28 蓬莪术饮片(左)与广西莪术饮片(右)断面内皮层对比

说在最后

蓬莪术因其种植地域的差异而形成了众多品种,如云南1号蓬莪术、云南2号蓬莪术、四川蓬莪术、广西蓬莪术等。不同产地的药材或饮片在性状上多少存在一些细微的差异,广西莪术和温莪术因种植产量及成本等多种因素的影响,目前在市场上的占有份额较少,市场主要由蓬莪术主导。蓬莪术根据不同产区命名,如广西蓬莪术、云南蓬莪术等。

13 防 风

⊕ 来源

伞形科植物防风 *Saposhnikovia divaricata*（Turcz.）Schischk. 的干燥根。

⊙ 采收加工

防风原为野生资源入药，采收时间多在春季植株地上部分未抽薹、开花前采挖，此时药材木心较软，质地柔润，质量最佳，被称为"软防风"，又名"公防风"。夏秋以后植株抽薹结子后采挖的根木心变硬，被称为"硬防风"（又名"母防风"），其品质较差，已不堪药用。随着防风用药量的增加和野生资源的枯竭，20世纪80年代起，东北开始引种家种防风。家种防风一般栽种2~3年，于10月上旬采挖，晒至九成干，按等级分类捆扎成小捆后晒或炕至全干。

◉ 性状

防风为类圆形的厚片，直径0.5~2.0 cm。表皮灰棕色或棕褐色，不易脱落，有纵皱纹，有的可见横长皮孔样突起、密集环纹或残存的棕褐色毛状叶基。切面皮部黄棕色或灰棕色，有裂隙；木部淡黄白色，具放射状纹理。体轻，质松。气特异，味微甘。

家种防风表皮淡黄色至灰棕色，切面淡黄棕或灰棕色，色泽较野生品浅、淡，质地紧实、无裂隙（采用冻干技术干燥或多年龄的家种防风切面可出现裂隙）。

产地

防风产地分布广泛，多分布在中国东北、华北、西北及俄罗斯等地。其中以中国东北地区产量大，品质佳，为道地药材，被称为"关防风"，尤其是黑龙江产者品质更佳；河北、内蒙古产者，品质略次，被称为"口防风"；俄罗斯产防风，主要产于西伯利亚和远东地区。

鉴别要点及质量评价

本品以表皮灰棕不脱落，细密环纹蚯蚓头，鱼眼（横断面皮部棕黄色，木部浅黄色至黄色，分界明显，切片后形如鱼眼），环内菊花心，裂隙形似鼓风轮，油润、气香、味甜为鉴别要点。

以产地、质地、色泽、气味等信息来评价防风质量。一般认为野生品质量优于家种品，多年生家种品质量接近野生品，优于低年份的家种品。关防风质量优于其他品种。

市场以条粗长，单枝顺直，根头部环纹紧密，蚯蚓头明显，质松软滋润，断面菊花心明显者为优等品。

图片展示

家种防风饮片（图29），表皮淡黄色至灰棕色，纵皱纹明显，皮孔可见，细密环纹未见。切面平坦、呈淡黄棕色或灰棕色，形成层环纹清晰，裂隙未见或微有，木部占比相对较大。生长周期相对较短，缺乏蚯蚓头特征。

野生防风饮片（图30），表皮灰棕色，纵皱纹明显，皮孔未见，可见蚯蚓环纹（根头部有密集环纹）、扫帚头（棕褐色毛状残存叶基），切面平坦，皮部见黄棕色裂隙，鱼眼环纹菊花心，松软，油腻气味明显。

家种冻干防风饮片（图31），表皮淡灰棕色，未见蚯蚓环纹，偶见扫帚头及皮孔，切面平坦，皮部淡黄棕色，木部淡黄白色，皮部木部同时出现裂隙（主要区别点），裂隙方向似车轮纹状，质松而硬，未滋润，油腻气味淡。

俄罗斯防风饮片符合野生防风的特征（图32），具有明显的蚯蚓头特征，唯手握感滋润不足而稍显硬。价格普遍高于家种防风，略低于国产野生防风。

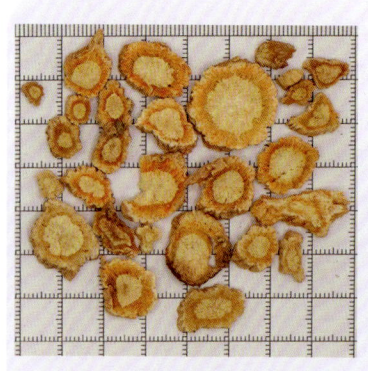

图29 防风（家种）饮片

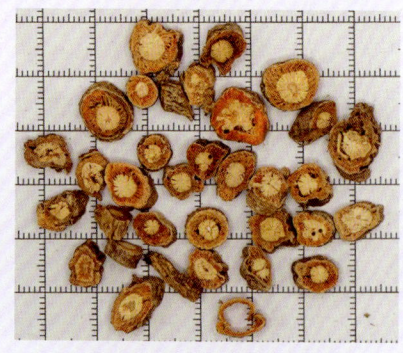

图30 防风（野生）饮片

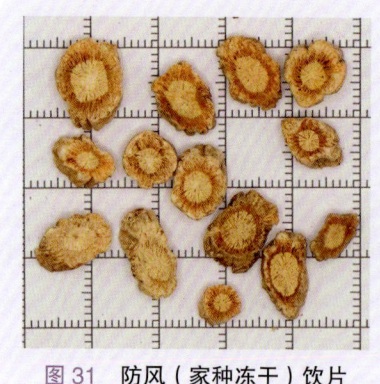

图31 防风（家种冻干）饮片

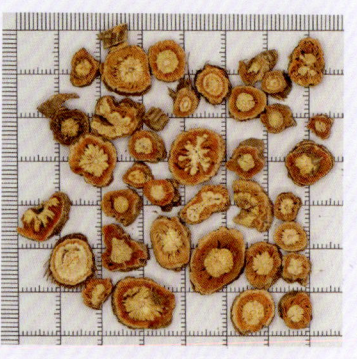

图32 防风（俄罗斯）饮片

14 佛手

⊕ 来源
芸香科植物佛手*Citrus medica* L. var. *sarcodactylis* Swingle的干燥果实。

采收加工
栽培4~5年佛手才能开花结果，多于晚秋果皮由绿变浅黄绿色时，选晴天分批采收，用剪刀剪下佛手果实，趁鲜顺切成4~7 mm的薄片，晒干或烘干。

性状
本品为类椭圆形、卵圆形的薄片或不规则的丝条，常皱缩或卷曲。薄片长6~10 cm，宽3~7 cm，厚0.2~0.4 cm；顶端稍宽，常有3~5个手指状的裂瓣，基部略窄，有的可见果梗痕。丝长0.4~10 cm，宽0.2~1.0 cm，厚0.2~0.4 cm。外皮黄绿色或橙黄色，有皱纹和油点。果肉浅黄白色或浅黄色，散有凹凸不平的线状或点状维管束。质硬而脆，受潮后柔韧。气香，味微甜后苦。

产地
主产于重庆江津、綦江、万州、涪陵，四川宜宾、内江、乐山等地者称"川佛手"；产于广东肇庆、云浮、四会和广西灌阳者称"广佛手"。以重庆的江津和广东的高要（属肇庆市）种植面积最大，产量最多。多数人认为川佛手品质最佳，为重庆的道地药材之一。

🔍 鉴别要点及质量评价

本品外皮黄绿色或橙黄色,有皱纹和油点;果肉浅黄白色或浅黄色,散有凹凸不平的线状或点状维管束突起,呈花纹状。气香,味微甜后苦。以上为鉴别要点。

以绿边白瓤、质坚易折断、香气浓者为佳。

图片展示

川佛手饮片(图33),小而厚;绿皮白瓤(俗称"绿皮白肉");质较坚,易折断;气清香,味苦中带甜。肉质偏厚是其特点。

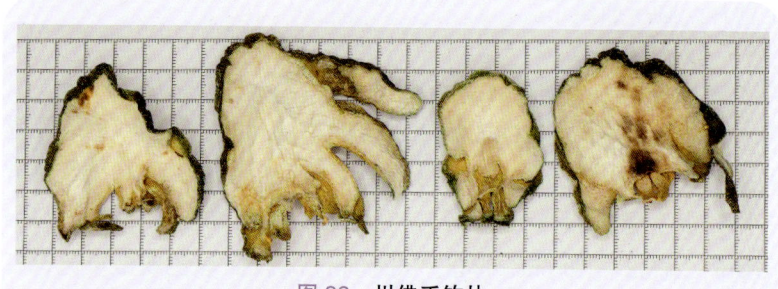

图33 川佛手饮片

云南产佛手饮片属于川佛手的一种(图34),主产于云南周边。片形较四川产佛手大。质较柔,有韧性,不易快速折断。气味较川佛手淡薄,基本无甜味。

广佛手饮片大而薄(图35),多皱缩,长6~10 cm,宽3~6 cm,厚1~2 mm。黄边白瓤(俗称"金边白肉"),但也有未到完全成熟就采收的,表皮微显黄绿色。切面花纹较川佛手更明显,质较柔,有韧性,不易快速折断。气味较川佛手淡薄,基本无甜味。

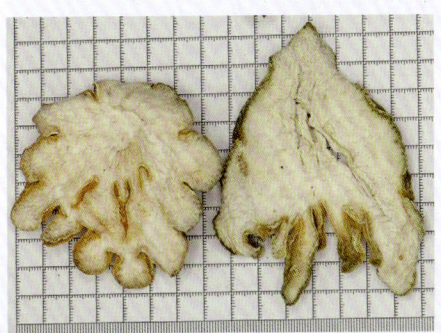
图 34　川佛手（云南）饮片

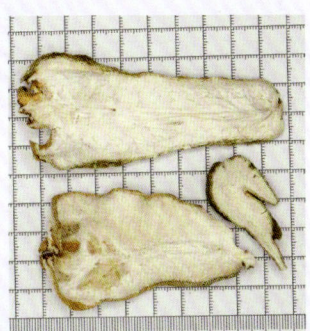
图 35　广佛手饮片

14 佛手

15 茯苓

来源

多孔菌科真菌茯苓 *Poria cocos*（Schw.）Wolf 的干燥菌核。

采收加工

多于7—9月采挖，挖出后除去泥沙，堆置"发汗"后，摊开晾至表面干燥，再"发汗"，反复数次至现皱纹、内部水分大部散失后，阴干，称为"茯苓个"；或将鲜茯苓按不同部位切制，阴干，分别称为"茯苓块"和"茯苓片"。

性状

茯苓个呈类球形、椭圆形、扁圆形或不规则团块，大小不一。外皮薄而粗糙，呈棕褐色至黑褐色，有明显的皱缩纹理。体重，质坚实，断面颗粒性，有的具裂隙，外层淡棕色，内部白色，少数淡红色，有的中间抱有松根。气微，味淡，嚼之黏牙。

茯苓块为去皮后切制的茯苓，呈立方块状或方块状厚片，大小不一。白色、淡红色或淡棕色。

茯苓片为去皮后切制的茯苓片，呈不规则厚片，大小不一。白色、淡红色或淡棕色。

产地

野生茯苓主产于云南丽江、兰坪、维西、剑川等地，习称"云苓"。从明代开始，云南成为茯苓的道地产区之一，到清代成为唯一的道地产区，至今盛而不衰。栽培茯苓集中在安徽、湖北、河南三省接壤地区，从明末清初，人工栽培茯苓就集中在安徽大别山一带，习称"安苓"，其中以安徽岳西产量大、质量佳。其他地区也有栽培。

🔍 鉴别要点及质量评价

茯苓（块）白色、淡红色或淡棕色；切面光滑细腻，破碎面颗粒性，味淡，嚼之黏牙。

茯苓以体重坚实、破碎度少、断面白色且细腻、嚼之黏牙者为佳。

📷 图片展示

云苓野生者为多，云苓块外表面呈白色、淡红色或淡棕色，质地坚实，裂纹少，不易打碎，打碎断面颗粒状，嚼之弹性足，有黏牙感（图36）。

安苓基本为栽培品，安苓块外表面和云苓块相似，但有裂纹的稍多，相对容易打碎。嚼之有弹性，黏牙感稍差，粉状感明显（图37）。

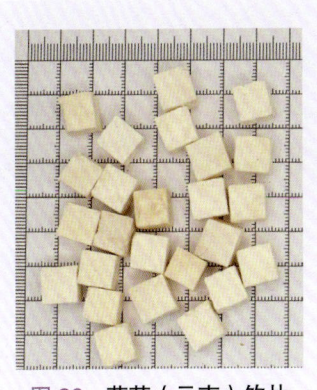
图36 茯苓（云南）饮片

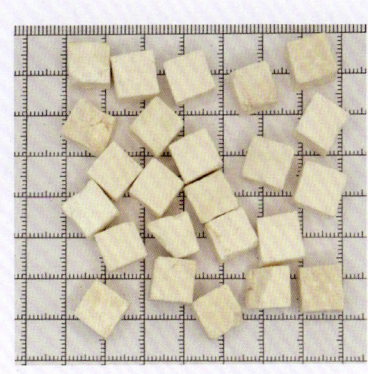
图37 茯苓（安徽）饮片

说在最后

茯苓常寄生在松树林下，尤其是在枯死的松树下较为常见，有的形成独立菌核，为文中之茯苓。有的抱松根而生，形成带根的菌核，干燥切开后带根部分称为"茯神"（图38），脱落的松根则为"茯神木"，这两味茯苓菌类药材也是临床常用之药。

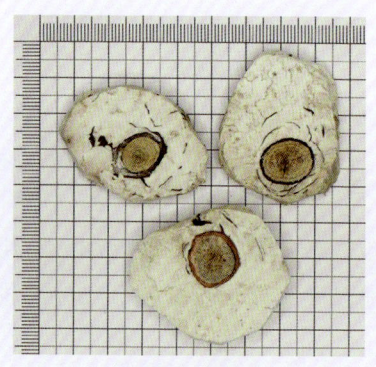

图38　茯神

16 甘草

来源

豆科植物甘草 *Glycyrrhiza uralensis* Fisch.、胀果甘草 *Glycyrrhiza inflata* Bat. 或光果甘草 *Glycyrrhiza glabra* L. 的干燥根和根茎。

采收加工

大多数在秋季采挖种植2～3年的根,采挖后,除去芦头、茎基及须根,洗净泥沙,按规定等级标准截成相应标准的长度,晒至半干,再捆成小捆,继续晒至干透。根据初加工过程中是否刮去栓皮,商品甘草可分为粉甘草(去皮甘草)和带皮甘草。

性状

本品为类圆形或椭圆形的厚片或短段,直径0.6～3.5 cm。甘草根表面多红棕色,具显著的纵皱纹、沟纹、裂纹及皮孔;胀果甘草表面多灰棕色或灰褐色,表皮粗糙;光果甘草多灰棕色,表面较平整光滑。质地多坚实,切面深黄色,形成层环明显,木部具放射状纹理,偶有裂隙。胀果甘草多纤维而粉性不足,质地更硬;甘草、光果甘草粉性足。本品根茎表面有芽痕,切面有髓。气微,味甜而特殊。

产地

栽培甘草以乌拉尔甘草为最佳,产地多集中在内蒙古西部和西北部的宁夏、陕西、甘肃、新疆部分地区。

鉴别要点及质量评价

本品以味甜特殊粉性足，根圆皱沟皮孔长，断面黄白偶裂隙，质地坚实环明显为鉴别要点。甘草、胀果甘草和光果甘草三者中以胀果甘草纤维性最强，以甘草粉性足，以光果甘草最平滑。

自古以来，对甘草品质的评价多以产地为先。一般认为，西甘草优于东甘草，而乌拉尔甘草则是西甘草的代表。从明清开始，则对甘草品质的评价多从大小、质地及断面纹理方面入手，一般以形体粗壮、表面紧致、断面有纹理、质地坚实而粉性足者为佳，现今市场根据根茎和根的部位及直径大小将甘草划分为条草、毛草、草节、疙瘩头4种规格，分3个等级。

图片展示

新疆产黄皮甘草饮片（图39），表皮灰棕至红棕色，纵皱纹、沟纹及横长皮孔可见，切面平坦、黄白色、粉性足，中央凹陷，形成层环明显，有的自形成层环处脱离，木部放射状纹理清晰可见，呈现优美的菊花心。在远处就能闻到豆腥气夹杂着甘草甜而特殊的气味。

新疆产红皮甘草饮片（图40），表皮红棕色，横长皮孔可见，纵皱纹、沟纹不甚明显，切面平坦、黄白色、粉性足，中央凹陷，形成层环明显，有的自形成层环处脱离，木部放射状纹理清晰可见，呈现优美的菊花心。有的栓皮脱落或微微翻卷。气微，其独特的气味要凑近才能闻到。市场价格普遍略低于新疆产黄皮甘草饮片。

新疆黄皮甘草饮片和红皮甘草饮片的外皮对比见图41。

野生甘草饮片（图42），表皮棕褐色，断面金黄色（有效成分富集）、沟纹清晰可见，切面平坦、粉性足，纤维紧密呈放射状，偶见因切片造成的裂隙纹，形成层环明显，根茎片自形成层环处脱离,木部菊花心清晰可见。特殊气味持久。

甘肃产甘草饮片(图43),产量高,约占全国的40%。表皮红棕色或浅红棕色,具有显著的纵皱纹、沟纹,皮孔偶见。切面平坦紧实、黄白色、粉性足,中央略凹陷,形成层环明显,木部可见菊花心,具豆腥气,夹杂着甘草甜而特殊的气味。

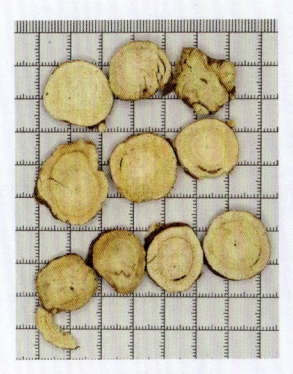

图39 甘草(新疆黄皮)饮片

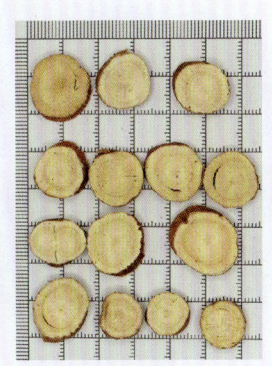

图40 甘草(新疆红皮)饮片

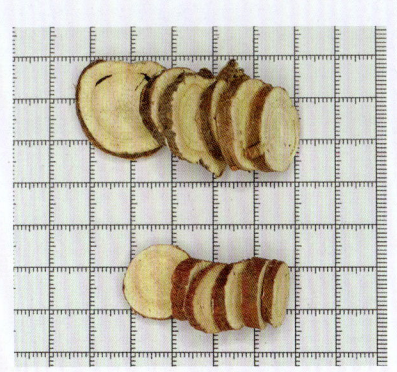

图41 新疆黄皮甘草饮片(上)和红皮甘草饮片(下)外皮对比

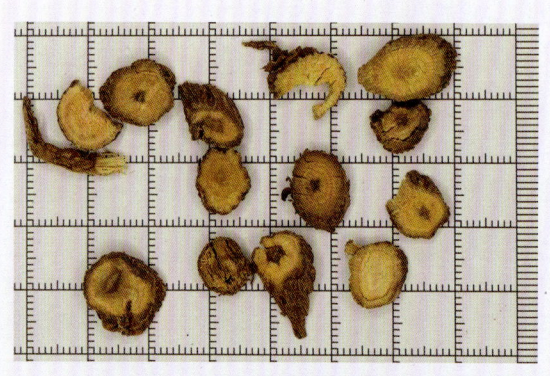

图42 甘草（野生）饮片

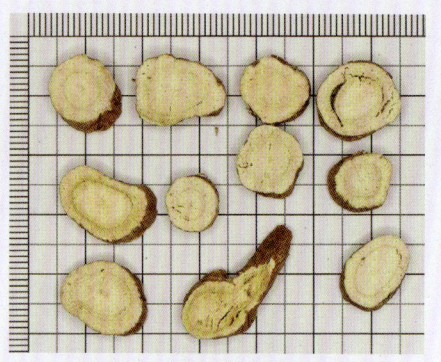

图43 甘草（甘肃）饮片

说在最后

甘草是国家二级保护植物，不可随意采挖，采挖野生甘草须持有关部门批文。甘草常见的混淆品是红芪，红芪为多序岩黄芪的根，于《中国药典》中单列。红芪为类圆形或椭圆形的厚片。外皮红棕色或黄棕色。切面皮部黄白色，形成层环浅棕色，木部淡黄棕色，呈放射状纹理。气微，味微甜，嚼之有豆腥味。因为甘草味甜而特殊，所以较容易鉴别，但如果混在蜜甘草中，需注意区分。

17 枸杞子

⊕ 来源

茄科植物宁夏枸杞 *Lycium barbarum* L.的干燥成熟果实。

采收加工

夏、秋二季果实呈红色时采收,热风烘干后除去果梗,或晾至皮皱后,晒干并除去果梗。枸杞鲜果富含浆汁且果皮被果蜡保护而不易干燥,产地加工过程中,常采用纯碱水泡洗鲜果的方式以破坏果蜡,从而有效促进果实的干燥。

性状

本品呈类纺锤形或椭圆形,长6~20 mm,直径3~10 mm。表面红色或暗红色,顶端有小突起状的花柱痕,基部有白色的果梗痕。果皮柔韧,皱缩;果肉肉质,柔润。种子20~50粒,类肾形,扁而翘,长1.5~1.9 mm,宽1.0~1.7 mm,表面浅黄色或棕黄色。气微,味甜。

产地

枸杞主产于宁夏、甘肃、青海、新疆等地,在我国东北及西北各省区的沙区均有分布。自古以来,枸杞一直广泛分布于全国各地,但自明清后,以"宁夏中宁枸杞质优"为共识,形成道地产区。本书将生长在宁夏地区的枸杞简称为"宁夏枸杞",生长在青海地区的枸杞简称为"青海枸杞",二者实为同种,只是产地不同。

🔍 鉴别要点及质量评价

本品类纺锤形或椭圆形，表面红色或暗红色；长6～20 mm，直径3～10 mm；种子20～50粒，类肾形；有的基部有白色的果梗痕；味甜。以上为鉴别要点。

以粒大（同一产地）、肉厚、子少、色红、质柔润、味甜者为佳。

📷 图片展示

宁夏枸杞饮片（图44），呈类纺锤形或椭圆形，皱缩纹理明显，表面偶见白色粉霜。果实轻压或受潮后不易结团，干燥度更好。味甜而回味苦，嚼之肉厚实。若取一透明玻璃杯，加10 g本品，注入开水冲泡，可见大部分或全部枸杞子漂浮在水面而不下沉。

青海枸杞饮片呈类纺锤形或长椭圆形（图45），偏扁，个头相较于宁夏枸杞更大，皱缩纹理相对较少，表面较宁夏枸杞稍油润（含糖量高），受潮后更容易结块和变色。味甜，黏牙。泡水试验可见本品漂浮率低。

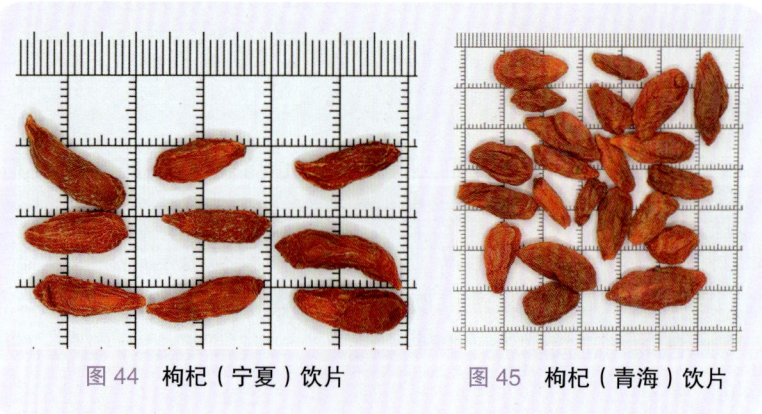

图44 枸杞（宁夏）饮片　　图45 枸杞（青海）饮片

💬 说在最后

宁夏枸杞、青海枸杞,以及内蒙古枸杞与新疆枸杞等,实则皆为在不同地区的同一物种。为何同一物种的果实性状差异较大,大概与日夜温差有关,例如新疆日夜温差大,利于枸杞子糖分等能量物质的蓄积,果实饱满而圆润,近似类球形,甜味占据所有,果实饱满而质重,入水可见漂浮率几乎为零,而宁夏枸杞形态较为瘦长,甜中带苦,于补中带清,长期服用也不易上火,入水可知漂浮率很高,甚至整颗漂浮于水面,因此可用简便的水试漂浮率的方法去辨别宁夏枸杞。

18 桂 枝

来源

樟科植物肉桂 *Cinnamomum cassia* Presl 的干燥嫩枝。

采收加工

肉桂树定植2年后，采折嫩枝，去叶，晒干，或取肉桂树砍伐后将多余的萌蘖枝从地面处剪断或取修枝、间伐所得的枝条，晒干。

性状

本品为类圆形的厚片或短段，直径不超过1 cm。表面红棕色至棕色，有纵棱。切面皮部棕色或红棕色，木部黄白色或浅黄棕色，髓部略呈方形。质硬而脆，易折断。有特异香气，味甜、微辛。

产地

肉桂是热带植物，在国内的产区有广东、广西、云南、台湾等，在国外的产区有越南、柬埔寨、斯里兰卡、印度、老挝、印度尼西亚等。广西和广东的桂枝因其品质优良，在市场上享有较高声誉。

鉴别要点及质量评价

本品以嫩枝入药，所以枝条直径不得超过1 cm，切面皮部棕色或红棕色，木部黄白色或浅黄棕色，髓部略呈方形，香气特异，味甜、微辛。

一般认为桂枝以枝嫩而均匀、色红棕、香气浓者为佳，且枝条越细越好。新货比陈货好。桂枝的挥发油多集中在皮部，嫩枝条越细则皮部所占的比重越大,质量越好,直径超过1 cm的枝条皮部占比显著降低,所以此类枝条不作为桂枝入药。

📄 图片展示

广东产桂枝饮片(图46),呈纤细短段,表面棕色,有纵棱。切面皮部棕色或红棕色,木部浅黄棕色,髓部略呈方形。香气特异。

广西产桂枝饮片(图47),厚片,直径5~6 mm,部分皮部脱离者不能入药。表面棕色,有纵棱。切面皮部红棕色,木部黄白色,髓部略呈方形。香气较淡。

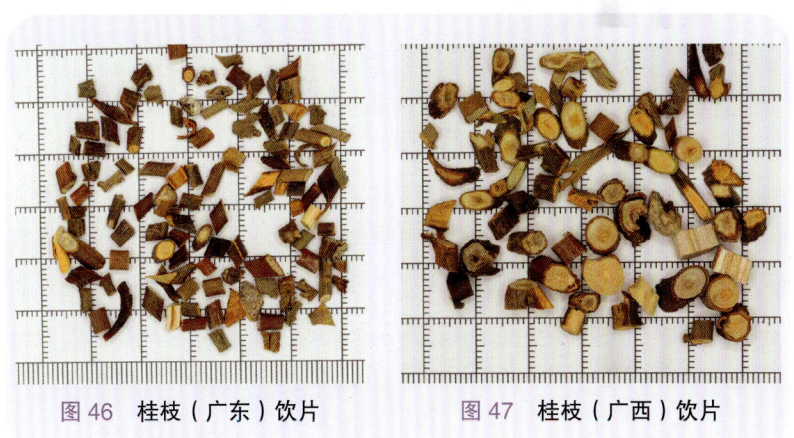

图46　桂枝(广东)饮片　　　图47　桂枝(广西)饮片

💬 说在最后

广西和广东的桂枝因其品质优良,在市场上享有较高声誉。广西是桂枝的核心产区,桂枝有效成分含量相对偏高,被视为道地药材。但是评判药材的质量需要从多方面考量,比如同样产于广西的桂枝,直径4 mm以下的厚片香气较浓,而图47中直径约6 mm的饮片香气就相对偏淡。

19 花椒

◈ 来源

芸香科植物青椒 *Zanthoxylum schinifoliun* Sieb. et Zucc. 或花椒 *Zanthoxylum bungeanum* Maxim. 的干燥成熟果皮。

◈ 采收加工

栽种育林3~4年后才能挂果。9—10月果实成熟时采摘果穗，摊晾至果实开裂，分离果皮和种子，晒干后分别入药。

◈ 性状

青椒：多为2~3个上部离生的小蓇葖果，集生于小果梗上，蓇葖果球形，沿腹缝线开裂，直径3~4 mm。外表面灰绿色或暗绿色，散有多数油点和细密的网状隆起皱纹；内表面类白色，光滑。内果皮常由基部与外果皮分离。残存种子呈卵形，长3~4 mm，直径2~3 mm，表面黑色，有光泽。气香，味微甜而辛。

花椒：蓇葖果多单生，直径4~5 mm。外表面多为紫红色或棕红色，散有多数疣状突起的油点，直径0.5~1.0 mm，对光观察呈半透明；内表面淡黄色。香气浓，味麻辣而持久。

◈ 产地

青椒主产于东北地区和江苏、广东等省。花椒主产于四川、河北、山东、陕西等省。多认为川产花椒优于其他地区产的花椒，尤以四川汉源产的花椒最为出名，多作为贡品使用，享有"贡椒"的美誉。

🔍 鉴别要点及质量评价

花椒的果实多为单生，表面布满疣状突起的油点，果皮极似蟾蜍皮且呈紫红色；青椒的果实则为集生，油点凹下并伴有细密的网状隆起皱纹，果皮神似青柑皮而呈灰绿色。以上为鉴别要点。

一般认为，花椒的品质优于青椒，也是花椒药材的市场主流，青椒只在局部小众范围内使用。常规而言，粒大、香气浓烈而紫花者被视为优质品，而棕青或棕红色者次之。

📷 图片展示

四川产花椒饮片（图48），多2朵并生，外表面呈紫红色，色泽鲜艳，疣状突起的油点较多，内表面呈黄白色，种子未见。香气浓郁，入口麻辣香甜而持久，不仅麻舌，还麻嘴唇。

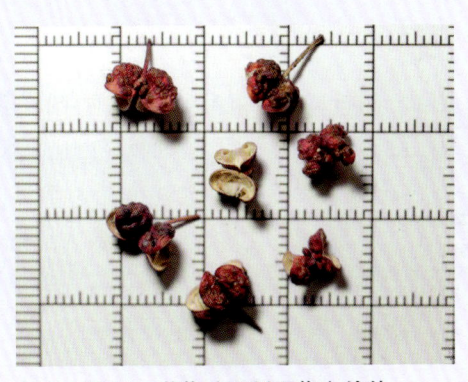

图48　花椒（四川贡椒）饮片

陕西产大红袍花椒饮片（图49），多2~3朵并生，外表面呈棕红色，疣状突起的油点较多，内表面呈黄白色，可见内层膜与果皮分离，偶见亮黑色的种子。气清香，入口先甜后麻。

陕西产普通花椒饮片（图50），多单生，外表面呈棕褐色，疣状突起的油点较多,内表面呈淡黄色。气清香,入口麻中带苦而不持久。

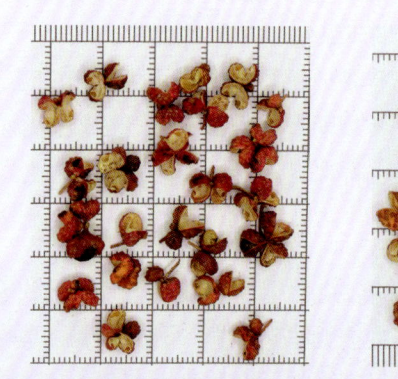
图49 花椒(陕西大红袍)饮片

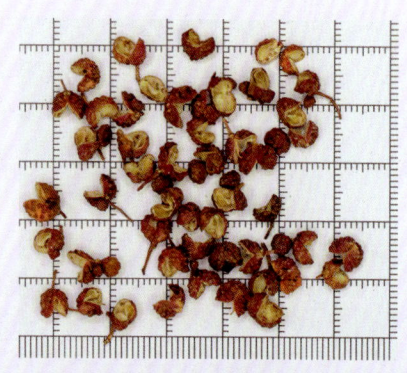
图50 花椒(陕西普通)饮片

说在最后

花椒为药食同源品种,优质花椒通常作为食品使用。头子花椒色泽多为紫红或暗红,光泽度不高,表面口炸开得很大,果实粒大均匀,呈现2~3粒花椒合为一体,犹如梅花,常称为"梅花瓣花椒",香味大、无籽,其中四川大红袍和陕西大红袍都属于花椒中的优质品种,常用于出口。中期花椒每颗花椒为单粒但无籽。尾子花椒色泽多为暗红泛黄,开口少,内包裹花椒籽,果实粒小,每颗花椒为单粒。

花椒和椒目虽然来自同一植物,但功效不同,在验收花椒时,椒目作为杂质,注意查看。

20 化橘红

◈ 来源

芸香科植物化州柚 Citrus grandis 'Tomentosa'或柚 Citrus grandis（L.）Osbeck的未成熟或近成熟的干燥外层果皮。前者习称"毛橘红"，后者习称"光橘红""光七爪""光五爪"。

◈ 采收加工

10—11月采摘未成熟的果实，置沸水中略烫后，将果皮割成5瓣或7瓣，除去果瓤和部分中果皮，修整后压制成形，晒干或阴干。

◈ 性状

本品呈丝条状或块片状，厚2~5 mm。外果皮黄绿色至黄棕色，有皱纹及小油室，切面外缘有1列不整齐的下凹的油室；残存中果皮黄白色或淡黄棕色，柔软而有弹性，内表面有脉络纹。化橘红（化州柚）表面密生茸毛，柚果皮表面无毛，质脆易折断。气芳香，味苦、微辛。

◈ 产地

化州柚主产于两广地区，广东茂名地区所产者茸毛细密，为正毛，品质最佳。广西陆川、博白等地出产者茸毛稀疏或极少，为副毛，质次。柚在全国大部分地区均有种植，尤以福建、浙江、江西和四川盆地及其附近地区为主产区。

鉴别要点及质量评价

本品以外果皮黄绿或黄棕色、密布小油室和稀疏的皱纹、残存中果皮少、味苦而气芳香为鉴别要点，表面有茸毛者为毛橘红，无毛者为光橘红。

本品以香气浓淡为据划分等级，以香气浓烈而片薄均匀者为佳，以香气淡而残存中果皮较厚者为次。传统观点认为，毛橘红优于光橘红。市场以成熟程度的不同将本品分为青皮和黄皮，二者均以香气浓烈而片薄均匀者较受青睐。

图片展示

广东产毛橘红饮片（图51），表面呈黄绿色或青褐色，光滑平整，灯光下，肉眼可见茸毛，高倍镜下可见茸毛密集（图52），覆盖在表面，切面可见表皮1列油室下凹，香气浓郁。

祁州（今河北安国）化橘红饮片（图53），表面以黄棕色为主。外表面光滑无毛。

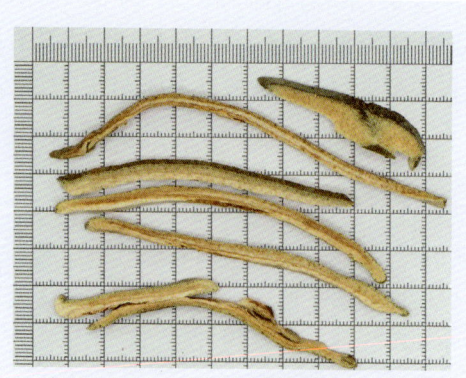

图51　化橘红（广东毛橘红）饮片

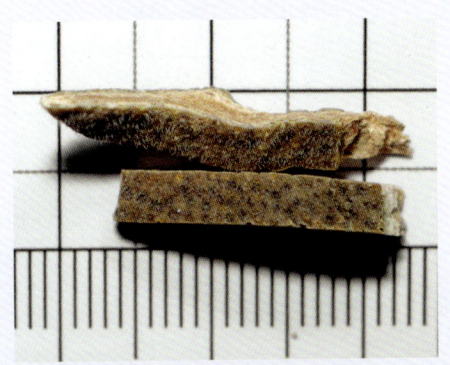

图 52 化橘红（广东毛橘红高倍镜下）饮片

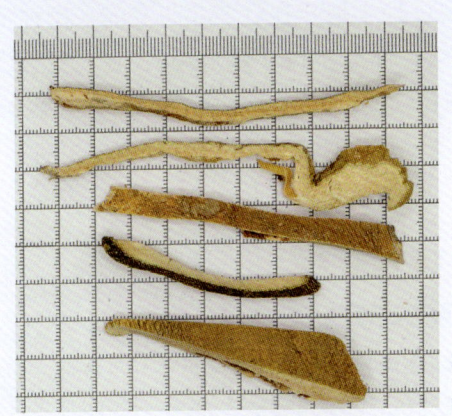

图 53 化橘红（祁州）饮片

说在最后

目前很多地区把化州柚幼果加工成圆果或长果，称"化橘红胎"。化橘红胎实际是指果实本身，而根据《中国药典》的规定，正品化橘红为外层果皮，因此需注意区分。2024年8月化橘红被正式纳入"药食同源"目录，该文件中并未包含化橘红胎，两者存在差别。

21 黄 芪

来源

豆科植物蒙古黄芪 Astragalus membranaceus（Fisch.）Bge. var. mongholicus（Bge.）Hsiao 或膜荚黄芪 Astragalus membranaceus（Fisch.）Bge. 的干燥根。

采收加工

大多在9—11月或是开春后冬芽萌发前采挖种植2年以上的根（种植年份越久，品质越佳，但是大宗用药仍然以2~3年的根为宜，以免种植时间过久导致性状与标准有出入而影响药用），深挖取根，晾晒至半干，抖尽泥沙，修剪芦头支根后整理成捆，晒干即得。

性状

本品呈类圆形或椭圆形的厚片，直径0.3~3.5 cm，外表皮淡棕黄色或淡棕褐色，可见纵皱纹或纵沟。切面粉性，皮部黄白色，木部淡黄色，有放射状纹理和裂隙，偶见不甚明显的年轮，有的中心黑褐色或枯朽呈空洞状。气微，味微甜，嚼之微有豆腥味。

产地

自宋以来，逐步形成以山西、内蒙古、陕西、甘肃为道地产区的格局，明清时代，山西、内蒙古逐步成为核心产区。

鉴别要点及质量评价

本品以根表面淡黄色，断面黄白色至棕黄色，具明显金井玉栏、菊花心特征，且豆腥味浓而味微甜为鉴别要点。

本品从色泽、质地、气味等方面对质量做出评价，以黄白色、质柔韧兼具粉性和纤维性、豆腥气浓且味微甜者为佳。市场以甘肃、内蒙古为主要产区，有栽培品和野生或仿野生品之分，以后者品质为佳，但是产量稀少，不足以满足大宗需求，大宗商品以栽培品为主，以直径大小作为选货标准。

图片展示

甘肃产黄芪饮片（图54），表面淡棕黄色，有纵纹，切面光滑、粉性足、质硬而韧、纤维性强，木部可见年轮环纹，豆腥味足。皮部与木部的宽度比为1∶4～1∶3。

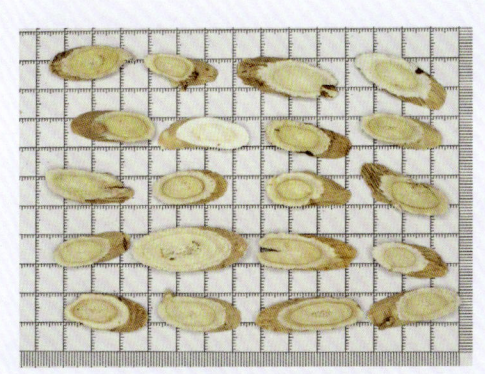

图54　黄芪（甘肃）饮片

内蒙古产黄芪饮片（图55），表面棕黄纵纹显现，切面平坦粗糙、纤维性强，皮部淡黄白色、木部黄色，金井玉栏特征稍明显。质硬而韧，年轮环纹不明显，偶见菊花心，豆腥味足，皮部与木部的宽之比约为1∶3。整体与甘肃产黄芪相比，表皮颜色略深，如同核桃壳色，外皮纵皱纹也较甘肃产黄芪深，皮孔明显。

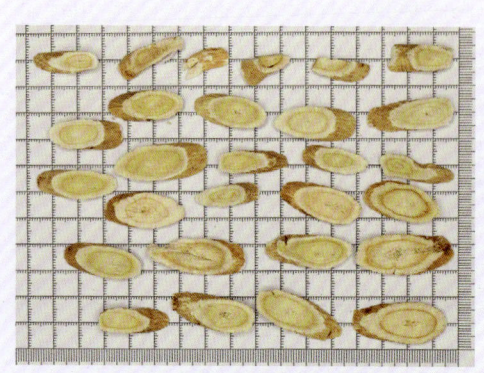

图 55　黄芪（内蒙古）饮片

野生黄芪饮片（图56），表面棕色纵纹深，切面平坦粗糙、纤维性强，皮部白色有裂隙，木部黄色，金井玉栏、菊花心的特征在野生品中尤为明显，质硬而韧，年轮环纹可见，皮部与木部的宽之比为1∶3～1∶2。其口感味道相比栽培品淡（种植年限长，单糖逐渐转化为多糖，甜味减弱）。

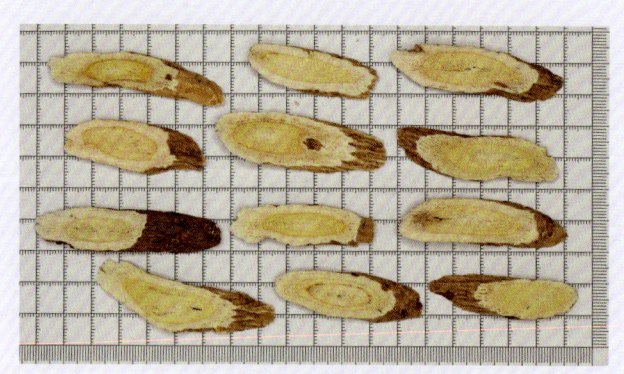

图 56　黄芪（野生）饮片

说在最后

现今移栽黄芪除蒙古黄芪占主流外,还存在一定量的膜荚黄芪,主产区在东北、山东、河北等地。膜荚黄芪较蒙古黄芪质地坚硬、柴性大、不易折断,表皮呈棕褐色,俗称"黑皮芪"。

22 黄芩

⊕ 来源
唇形科植物黄芩 *Scutellaria baicalensis* Georgi 的干燥根。

采收加工
春、秋二季采挖，除去须根和泥沙，晒后撞去粗皮，晒干。

性状
本品呈圆锥形，扭曲，长 8~25 cm，直径 1~3 cm。表面棕黄色或深黄色，有稀疏的疣状细根痕，上部较粗糙，有扭曲的纵皱纹或不规则的网纹，下部有顺纹和细皱纹。质硬而脆，易折断，断面黄色，中心红棕色；老根中心呈枯朽状或中空，暗棕色或棕黑色。气微，味苦。

栽培品较细长，多有分枝。表面浅黄棕色，外皮紧贴，纵皱纹较细腻。断面黄色或浅黄色，略呈角质样。味微苦。

产地
第三次全国中药资源普查显示，大兴安岭余脉向西南连接燕山山脉北部山地为我国黄芩的重要分布区域之一，也是黄芩的主产区，尤其是坝上高原和燕山北部出产的黄芩最为著名，具有"热河黄芩"之称。该地区群众也具有丰富的采挖、加工经验，经撞击外皮后的黄芩以"条粗长，皮色金黄"为主要特点，位列该地区道地药材之首。《中国中药资源志要》记载："黄芩分布于东北、华北及陕西、甘肃、新疆、山东、江苏、河南、湖北、四川等地。"主产于东北及河北承德、保定，山西汾阳，河南，陕西，内蒙古。其中，山西产量最多，承德质量最佳，产品销往全国各地。

🔍 鉴别要点及质量评价

栽培品直径为1~3 cm，断面黄色或浅黄色、具放射状纹理，味苦。野生黄芩因生长年限较长，直径相对更粗大、颜色更深、质地更坚实、气味更浓郁，枯朽者较少。

本品以根条粗壮、质地坚实，断面有黄绿色、暗棕色或棕褐色的枯心且味苦者为佳。

🖼 图片展示

栽培黄芩饮片（图57），外皮网纹清晰，断面颜色稍鲜艳、具放射状纹理，质坚脆。

野生黄芩饮片（图58），多为枯芩，表面较粗糙，多有自然痕迹，如伤残痕迹、虫蛀痕迹等。断面颜色偏深黄或棕黄，中心多呈暗棕色或棕黑色，呈枯朽状或空洞状。

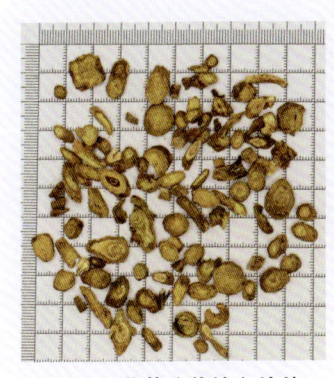

图57 黄芩（栽培）饮片

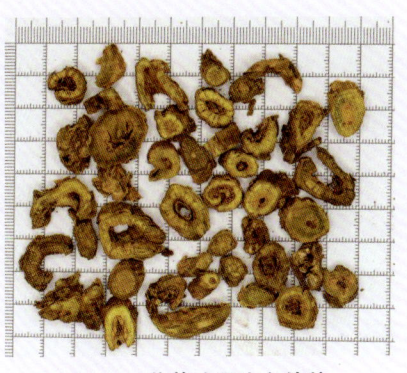

图58 黄芩（野生）饮片

说在最后

传统认为黄芩根据性状差异可分为枯芩和子芩,临床应用也有所侧重,即"枯泻肺火,子清大肠"。枯芩的形成是因为黄芩横切面显微构造中具有栓化细胞环带,当黄芩生长达到一定年限(3年以上)时,由于栓化细胞环带阻止了水分向环内流通,导致环内组织枯死而腐朽、中空,所以枯芩多发生在黄芩的中上端。而栽种的黄芩生长年限大多在2~3年,年限较短,其栓化细胞环内组织尚未达到枯死腐朽的程度,因此栽种品中枯芩较少见。

23 姜黄

来源
姜科植物姜黄 *Curcuma longa* L. 的干燥根茎。

采收加工
12月下旬挖取姜黄的地下部分，洗净泥沙，分别择取块根（黄丝郁金）、主根茎（母姜）、侧生根茎（子姜）。蒸或煮至透心，干燥即得黄丝郁金和姜黄，或者蒸煮至透后直接切片干燥。

性状
本品呈不规则的卵圆形、圆柱形或纺锤形，常弯曲，有的具短叉状分枝，长2~5 cm，直径1~3 cm。表面深黄色，粗糙，有皱缩纹理和明显环节，并有圆形分枝痕及须根痕。质坚实，不易折断，断面棕黄色至金黄色，角质样，有蜡样光泽，内皮层环纹明显，维管束呈点状散在。气香特异，味苦、辛。

产地
姜黄之名首载于《新修本草》，因用药混乱，未能明确种类，自明以后确立了姜黄物种，并明确四川产者品质优良，川姜黄自此逐步发展成为道地药材，确立以四川为核心产区并辐射至西南地区及越南、缅甸等东南亚产区。

鉴别要点及质量评价
本品以鲜艳的黄色、断面角质样和明显的内皮层环纹为鉴别要点。

以质地、色泽及气味寡淡作为质量评判标准。质地坚实紧密、断面具鲜艳的金黄色且呈角质样、香气浓而味厚者为佳。以断面黄棕至淡黄褐色、香气寡淡的母姜姜黄为次。市场尊川姜黄为佳,以母姜姜黄之多寡分为选货和统货两个等级。

图片展示

国产姜黄饮片(图59),通体金黄色,表面挂一层可染指的姜黄粉,切面角质样,可见内皮层环,表面有皱纹,用指甲划刻可见蜡样划痕。具姜辣味。

进口姜黄饮片(图60),表面棕褐色、粗糙,可见褶皱状突起,切面黄褐色、角质样,偶见筋脉纹,内皮层环明显,用指甲划刻可见蜡样划痕。染色不明显。具姜辣味。

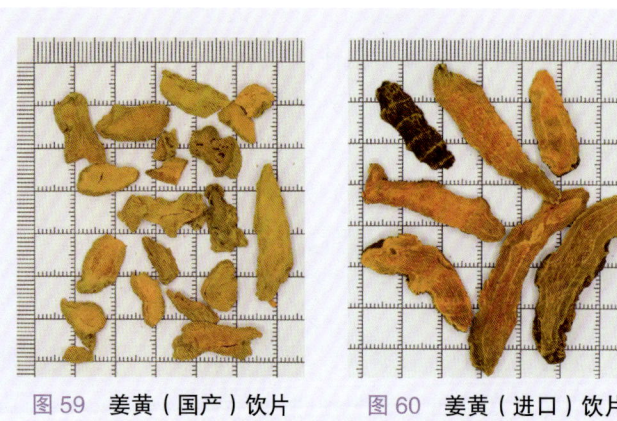

图59　姜黄(国产)饮片　　图60　姜黄(进口)饮片

说在最后

进口姜黄主要来自印度、缅甸、越南等国家,广泛应用于食品领域,是制作咖喱的原料,价格普遍低于国产姜黄。进口姜黄颜色通常暗沉,油性低,气味较淡,辛辣味弱,姜黄素的含量通常也较低。若用于药用,建议选择国产姜黄。

24 芥子

✱ 来源

十字花科植物白芥 *Sinapis alba* L.或芥 *Brassica juncea*（L.）Czern. et Coss.的干燥成熟种子。前者习称"白芥子"，后者习称"黄芥子"。

✱ 采收加工

夏末秋初果实成熟时采割植株，晒干，打下种子，除去杂质。

✱ 性状

白芥子呈球形，直径1.5~2.5 mm。表面灰白色至淡黄色，具细微的网纹，有明显的点状种脐。种皮薄而脆，破开后内有白色折叠的子叶，有油性。气微，味辛辣。

黄芥子较小，直径1~2 mm。表面黄色至棕黄色，少数呈暗红棕色。研碎后加水浸湿，则产生辛烈的特异臭气。

✱ 产地

芥子商品主要来源于栽培，全国各地均有栽培，主产于山西、山东、安徽、四川等省。以河南、安徽产量最大。现市面上常见的芥子有国产和进口两类。

✱ 鉴别要点及质量评价

白芥子直径1.5~2.5 mm，表面灰白色至淡黄色，具细微的网纹，种皮破开后有白色折叠的子叶；黄芥子直径1~2 mm，表面黄色至棕黄色,少数呈暗红棕色,研碎后加水浸湿,则产生辛烈的特异臭气。

芥子以粒大、饱满、色黄白、洁净者为佳。

图片展示

国产黄芥子饮片(图61),直径1~2 mm,表面黄色至棕黄色,少数呈暗红棕色,整体色泽偏暗(整体色泽较进口货偏深)。嚼碎后辛辣味明显。

进口黄芥子(印度)饮片(图62),表面颜色偏姜黄、较鲜艳且色泽均匀,少数为暗棕色。口尝基本无辛辣味,以苦味为主。

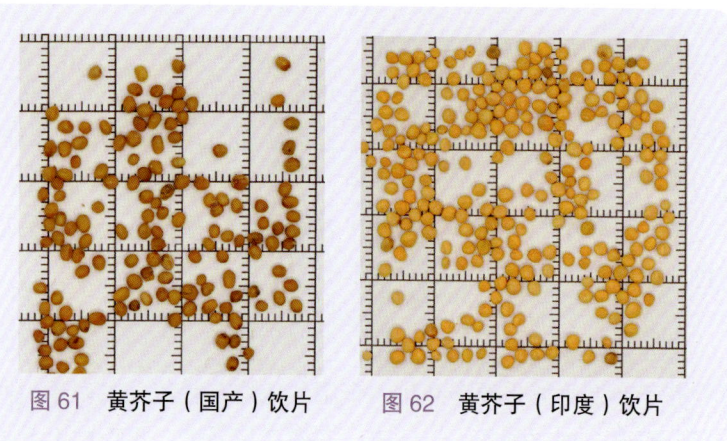

图61 黄芥子(国产)饮片　　图62 黄芥子(印度)饮片

进口黄芥子(乌克兰)饮片(图63),种子较国产黄芥子稍大,颜色偏灰黄色、稍淡。质地较国产黄芥子硬,不易压碎。口尝辛辣味明显。

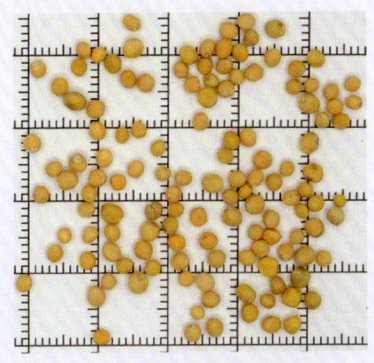

图63 黄芥子（乌克兰）饮片

说在最后

黄芥子属于药食同源的品种，又常被当作中药材引进。进口黄芥子的含量一般较低，价格相对较低（但也有部分进口品含量高且价格高），验收时需注意鉴别。白芥子仅作为药材使用，目前未纳入药食同源目录。

25 决明子

来源
豆科植物钝叶决明 Cassia obtusifolia L. 或决明（小决明）Cassia tora L. 的干燥成熟种子。

采收加工
9—10月果实成熟、荚果变黄褐色时，割取地上部分晒干，打下种子，筛去碎屑和杂质即得。

性状
决明略呈菱方形或短圆柱形，两端平行倾斜，形似马蹄，长3~7 mm，宽2~4 mm。表面绿棕色或暗棕色，平滑有光泽。一端较平坦，另一端斜尖，背腹面各有1条突起的棱线，棱线两侧各有1条斜向对称而色较浅的线形凹纹，好似菱形长对角线。质坚硬，不易破碎。种皮薄，子叶2，黄色，呈"S"形折曲并重叠。气微，味微苦。小决明呈短圆柱形，长3~5 mm，宽2~3 mm。小决明表面棱线两侧各有1片宽广的浅黄棕色带，棕色带宽广，覆盖面大于1/2。

产地
决明子分为野生或家种两种，分布广泛，全国大部分地区均产，主产于江苏、安徽、浙江、广西、云南等地。虽然国产决明子产地较广，但产量仍不能满足国内的市场需求，所以部分决明子依赖进口，主要来源于印度、越南、缅甸等国家。

🔍 鉴别要点及质量评价

决明子呈菱方形或短圆柱形而质坚硬,两端截面近乎平行倾斜似马蹄,表面绿棕有光泽,两面各有浅黄色的色带(大决明子呈对角线形,小决明子呈宽带状),横切面可见"S"形折曲重叠的黄色子叶,破碎后可闻及决明子特异的臭味,味微苦。

根据基源的不同,市场将决明子分为大决明子和小决明子两种,均以颗粒均匀饱满、色绿棕而气味足者为佳。市场则分别以大小和洁净度分为选货和统货,以粒子大而均匀、杂质含量少于0.5%为选货,价格高。

🖼 图片展示

河南产决明子饮片(图64),压碎后可见表面绿棕色、光滑有光泽,浅黄色的色带呈对角线状明显可见,偶见破碎露出的黄色子叶,气味浓。

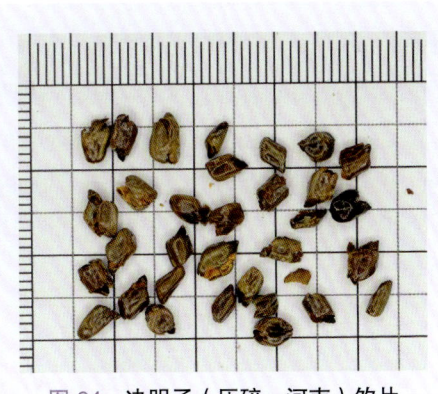

图64 决明子(压碎,河南)饮片

安徽产决明子饮片(图65),未压碎,呈菱方柱形,两端截面近乎平行倾斜似马蹄,表面暗棕色、光滑有光泽,浅黄色的色带呈对角线状明显可见。因未破碎，所以不曾闻到特异的气味。安徽产决明子颗粒虽小但更饱满，通常认为有效成分含量更高。

进口决明子饮片（图66），呈短圆柱形，形状较国产决明子细长，表面淡棕色而质地坚硬，微有光泽，浅黄色的色带不明显。

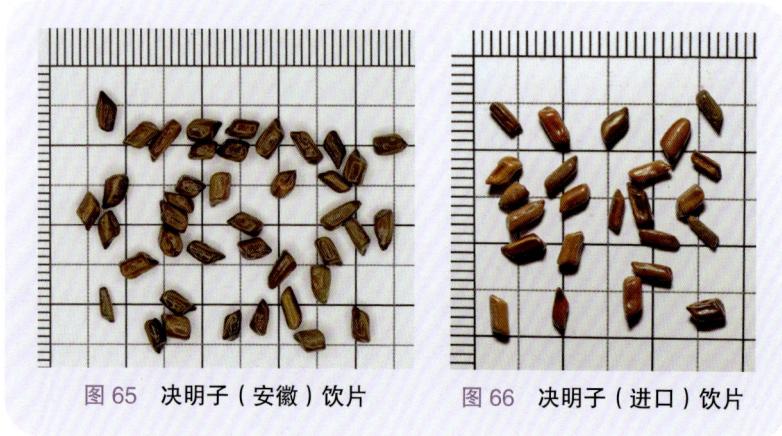

图65 决明子（安徽）饮片　　　图66 决明子（进口）饮片

说在最后

进口决明子多为小决明的种子，形状与国产决明子相似，但颗粒较小且狭长，颜色较浅，表面光泽度较低，质地稍软。进口决明子价格低廉，药用价值普遍不及国产决明子（部分进口货的有效成分含量不达标，通常需要经过筛选或加工后才能药用），常用于食品和花茶等非药用领域。

26 龙 胆

⊕ 来源

龙胆科植物条叶龙胆 *Gentiana manshurica* Kitag.、龙胆 *Gentiana scabra* Bge.、三花龙胆 *Gentiana triflora* Pall. 或坚龙胆 *Gentiana rigescens* Franch. 的干燥根和根茎。前三种习称"龙胆",后一种习称"坚龙胆"。

❀ 采收加工

春、秋二季采挖,洗净干燥即得。其中,以10月中下旬采挖的龙胆质量较好,品质最佳。

◉ 性状

龙胆呈不规则的段状。根茎呈不规则块状,表面暗灰棕色或深棕色。根圆柱形,表面淡黄色或黄棕色,有的有横皱纹,有的具纵皱纹。切面皮部黄白色或淡黄棕色,木部色较浅。气微,味甚苦。

坚龙胆呈不规则的段状。根表面无横皱纹,外皮膜质,易脱落,表面黄棕色至深棕色。切面皮部黄棕色,木部色较浅。

◎ 产地

条叶龙胆、龙胆、三花龙胆主产于黑龙江、吉林、辽宁及内蒙古等地,又称"关龙胆";坚龙胆主产于云南、贵州、四川等地。质量以关龙胆为佳,坚龙胆次之。

🔍 鉴别要点及质量评价

关龙胆以色泽淡黄、质柔软、根端密具横环纹、味极苦为鉴别要点;坚龙胆以色泽黄棕至深棕、质坚脆、根无横纹、外具皮膜易脱落、皮木易分离、苦味稍淡为鉴别要点。

关龙胆优于坚龙胆,以根条粗长饱满、长条顺直、根上部具环纹、质地柔软、色泽黄色或黄棕色、无碎断、不带茎枝、味极苦、秋季采收者为佳。根条细短、根条少,或色红黄者质次。市场按根条直径大小将关龙胆和坚龙胆分为选货与统货,以选货品相上乘。

▌ 图片展示

云南产坚龙胆饮片(图67),此样品品质较差,地上茎秆(空心者)含量约占一半(非药用部位占比太高),不能药用。

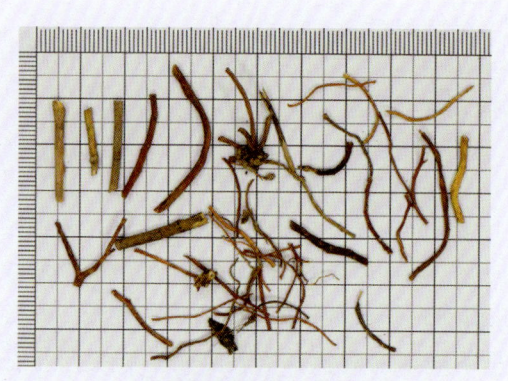

图67　坚龙胆(云南)饮片(一)

云南产坚龙胆饮片(图68),色泽红棕,质地坚脆,纵纹明显,横纹未见,入口硬脆,苦味明显但不持久。

东北产关龙胆饮片(图69),表面淡黄色,横纵皱纹明显,质脆易断,入口有肉质感,味极苦,且持久。

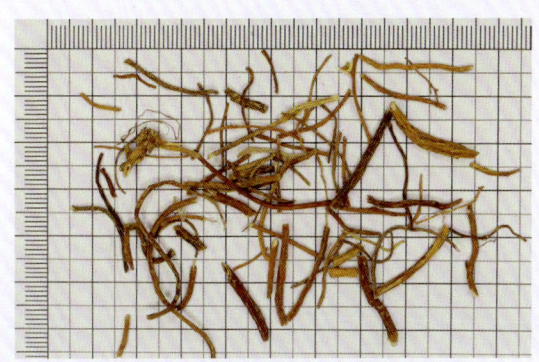

图68 坚龙胆（云南）饮片（二）

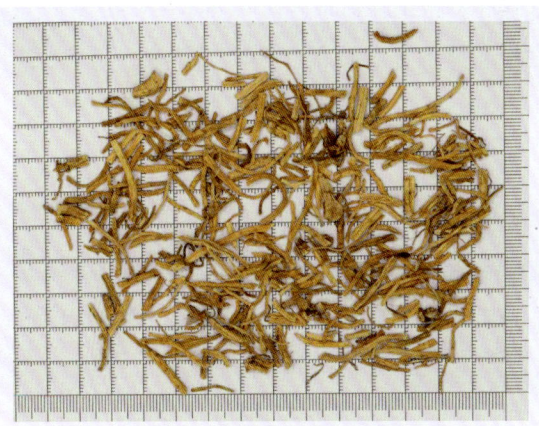

图69 关龙胆（东北）饮片

27 麦冬

⊕ 来源

百合科植物麦冬 *Ophiopogon japonicus*（L.f.）Ker-Gawl.的干燥块根。

采收加工

夏季采挖麦冬收集块根于箩筐中，将箩筐置于长流水中上下左右晃动至泥沙冲洗干净，平铺在晒场上暴晒，待水汽干时，轻搓揉，不可用力过大而搓破根皮造成"油子"，进而影响品质。反复搓、晒4~5次后修剪麦冬细根，再晒至干燥。亦可采用40~50 ℃的文火烘15~20个小时后取出堆润几天至内外水分一致，再烘至全干制成商品。

性状

本品呈纺锤形，两端略尖，长1.5~3.0 cm，直径0.3~0.6 cm。表面淡黄色或灰黄色，有细纵纹。质柔韧，断面黄白色，半透明，中柱细小。气微香，味甘、微苦。

产地

麦冬的产地主要集中在四川、浙江等地。产自四川者为"川麦冬"，一年生根，产量大，占据市场90%的份额；产自浙江者为"浙麦冬"，三年生根，品质上乘，产量少，市场占据份额比较少。

🔍 鉴别要点及质量评价

本品以形似纺锤形，断面黄白色，柔韧肉质状，中柱细小，气微香、味甘为鉴别要点。川麦冬形体饱满，色泽白亮略透明，香气不足，黏性差；浙麦冬干瘪瘦小，呈土黄色，具有滋黏糯性，气清香。

📷 图片展示

四川产麦冬（川麦冬）饮片（图70），表面黄白色而透亮，肉质厚，质黏不易折断，断面中柱略粗（相比于山麦冬），无清香气。两端圆盾，或一端稍尖而另一端圆盾。

湖北产麦冬（山麦冬）饮片（图71），是《中国药典》收载的山麦冬基源物种之一——湖北麦冬的块根，属于山麦冬（现《中国药典》已单列，不能和麦冬混用）。其表面淡棕黄色，具不规则的纵皱纹。质硬脆，易折断，断面淡黄色至棕黄色、角质样，中柱细小。两端尖，整体呈纺锤形。气微，入口味甜，嚼之发黏。

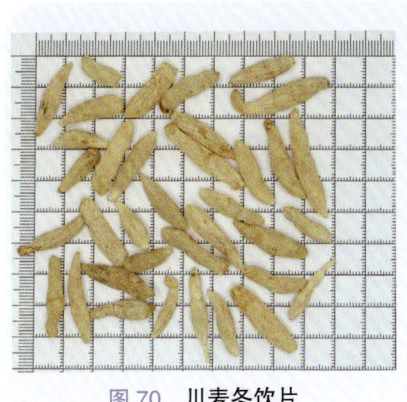

图70　川麦冬饮片

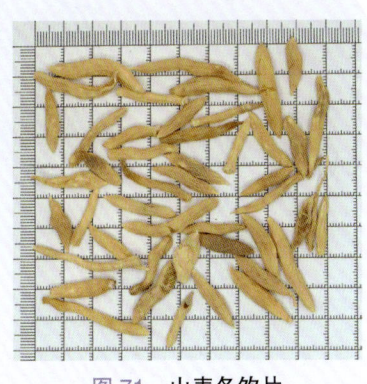

图71　山麦冬饮片

浙江产麦冬（浙麦冬）饮片（图72），似纺锤形，压扁状，有的中间缩腰似葫芦形，表面土黄或灰黄色，整体干瘪而瘦小，不易折断，或皮层已折断而中柱未断，两端尖，具浓郁的香气（形似樟脑的香气而不刺鼻）。

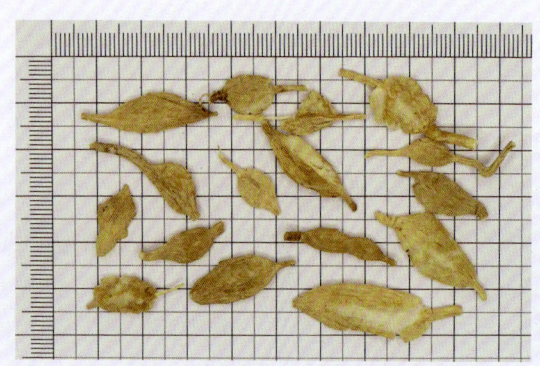

图72　浙麦冬（压扁）饮片

28 蔓荆子

⊕ 来源

马鞭草科植物单叶蔓荆 *Vitex trifolia* L. var. simplicifolia Cham.或蔓荆 *Vitex trifolia* L.的干燥成熟果实。

采收加工

蔓荆子采用扦插或者种子繁殖均易成活,种子繁殖的需栽培3～4年才能结果,扦插繁殖的栽后2～3年就能结果。8月上旬至10月下旬果实陆续成熟,需边成熟边采摘,采摘后先在室内堆放3～4天,然后摊开晒或烘干,筛去枝梗、扬净杂质即成。

性状

本品呈球形,直径4～6 mm。表面灰黑色或黑褐色,被灰白色粉霜状茸毛,有纵向浅沟4条,顶端微凹,基部有灰白色宿萼及短果梗。萼长为果实的1/3～2/3,5齿裂,其中2裂较深,密被茸毛。体轻,质坚韧,不易破碎,横切面可见4室,每室有种子1枚。气特异而芳香,味淡、微辛。

产地

蔓荆子主要分布于中国沿海地区,以浙江、福建、广东、广西等地为主。进口蔓荆子多来自东南亚地区。

鉴别要点及质量评价

本品呈球形,直径4～6 mm;基部有灰白色宿萼及短果梗,表面被灰白色粉霜状茸毛,有纵向浅沟4条。横切面可见4室,每室有种子1枚。以上为鉴别要点。

果实饱满,表面茸毛(高倍镜下)和网纹清晰,气味芳香浓郁,以国产蔓荆子为佳。

图片展示

国产蔓荆子饮片(图73),呈球形,直径4~6 mm。表面灰黑色或黑褐色,被灰白色粉霜状茸毛,有纵向浅沟4条。横切面可见4室,每室有种子1枚。

进口蔓荆子饮片(图74),属于蔓荆 *Vitex trifolia* L.的变种(属于《中国药典》基源),主产于菲律宾、越南等地,近年来亦有部分进口自印度尼西亚等国家。进口蔓荆子果实饱满,纵皱纹及裂沟较国产蔓荆子明显,整体较国产者油润。常与国产蔓荆子混用,但有效含量检测通常较低。

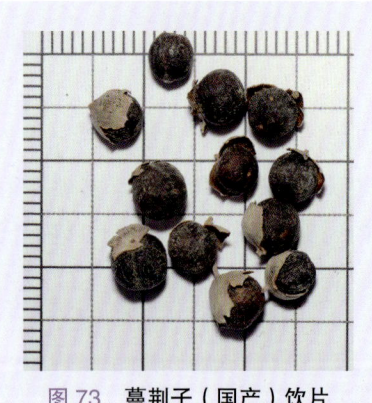
图73 蔓荆子(国产)饮片

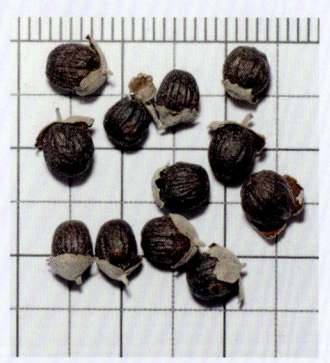
图74 蔓荆子(进口)饮片

说在最后

《中国药典》收载单叶蔓荆和蔓荆两种蔓荆的果实入药,在植物的从属关系中单叶蔓荆是蔓荆的变种。并且《中国植物志》还收载了蔓荆的另一个变种——异叶蔓荆。异叶蔓荆作为蔓荆和单叶蔓荆之间的过渡类型（异叶蔓荆植物叶片单叶和三出复叶共存），果实大小、性状一致，因此实际入药的蔓荆子应该是蔓荆种下的3个变种（蔓荆原变种、单叶蔓荆及异叶蔓荆）果实的混合品。

29 玫瑰花

来源
蔷薇科植物玫瑰 *Rosa rugosa* Thunb. 的干燥花蕾。

采收加工
春末夏初花将开放时，分批采摘充分膨大但未开放的花蕾，及时低温干燥。

性状
本品略呈半球形或不规则团状，直径 0.7~1.5 cm。残留花梗上被细柔毛，花托半球形，与花萼基部合生；萼片5，披针形，黄绿色或棕绿色，被有细柔毛；花瓣多皱缩，展平后宽卵形，呈覆瓦状排列，紫红色，有的黄棕色；雄蕊多数，黄褐色；花柱多数，柱头在花托口集成头状，略突出，短于雄蕊。体轻，质脆。气芳香浓郁，味微苦涩。

产地
山东省平阴县所产的玫瑰花简称"平阴玫瑰"。甘肃省兰州市永登县苦水镇所产的玫瑰花简称"苦水玫瑰"。平阴玫瑰有更早的种植历史。《中国药典》收载的玫瑰花品种基源大致为这两种。

鉴别要点及质量评价
花托半球形，萼片5（常脱落），被有细柔毛。花柱短于雄蕊（区别于月季）。气芳香浓郁，味微苦涩。以上为鉴别要点。

以花色紫红鲜艳、朵小不散瓣、香气浓郁者为佳。

图片展示

山东平阴玫瑰饮片（图75），直径0.7～1.5 cm，花瓣紫红色。气芳香浓郁，味微苦涩。

甘肃苦水玫瑰饮片（图76），直径0.7～1.0 cm，相比于平阴玫瑰个头略小，花瓣呈紫色。气较平阴玫瑰稍淡，味微苦涩。花瓣整体较平阴玫瑰更紧实。

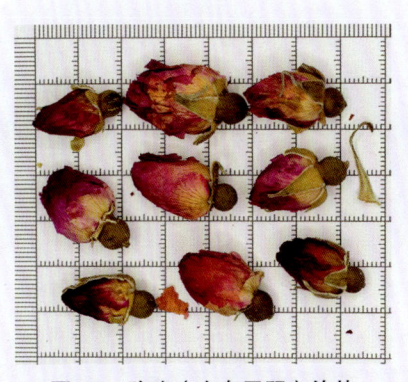

图75 玫瑰（山东平阴）饮片

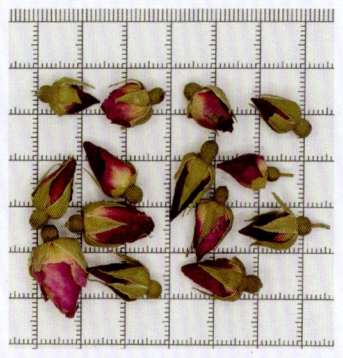

图76 玫瑰（甘肃苦水）饮片

30 木 瓜

来源
蔷薇科植物贴梗海棠 *Chaenomeles speciosa*（Sweet）Nakai 的干燥近成熟果实。

采收加工
7—8月，果实绿黄时采收，置沸水中烫至外皮灰白色，捞出用铜刀切成两瓣，不去籽。薄摊放在竹帘上晒，先仰晒几日至颜色变红时，再翻晒至全干。阴雨天可用文火烘干。

性状
本品饮片多呈类月牙形，长4~9 cm，宽1.0~2.5 cm。外表面紫红色或红棕色，有不规则的深皱纹；切面红棕色，中心部分凹陷，棕黄色；种子扁长三角形，多脱落。质坚硬。气微清香，味酸。

产地
本品栽培或野生，广泛分布于华东、华中及西南各地，产区比较广泛，然上乘品质的木瓜产地自古以来多集中在安徽、浙江及湖北一带，视为道地产区，多称之为"宣木瓜""淳木瓜""资丘木瓜"。

鉴别要点及质量评价
本品外表面紫红色或红棕色，且有不规则的深皱纹，果实纵剖，长圆形，长4~9 cm，果肉细腻，种子扁长三角形。以上为鉴别要点。

以质地、果肉厚度、颜色、味道作为质量评价标准。果肉结实而细腻,肉层厚,果皮紫红色而多皱缩,无脱皮,味酸者为优质品。市场上的木瓜大多分为选货和统货两类,选货者长6 cm以上,统货者长4 cm以上。

图片展示

湖北产木瓜(资丘木瓜)饮片(图77),特点是皮皱色红棕至紫红,果肉细腻、黄棕色,条形均匀,未见种子。因果肉细腻,形状长,皮皱色正,气清香,酸涩味浓,品质较好。

云南产木瓜(滇木瓜)饮片(图78),特点是皮皱色红棕,果肉层厚而略粗糙,受潮后呈海绵样,中部凹陷,种子发育成熟,多脱落而未见。

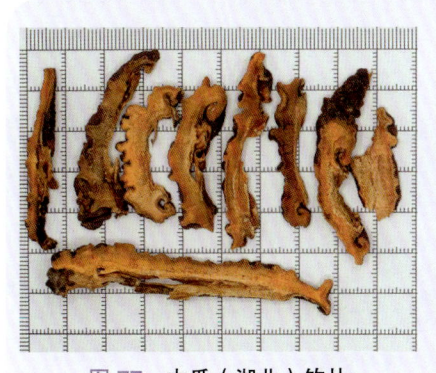

图77 木瓜(湖北)饮片

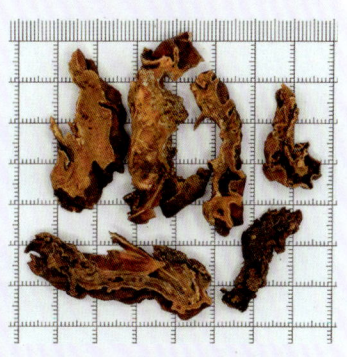

图78 木瓜(云南)饮片

四川产木瓜(川木瓜)饮片(图79),特点是皮皱(皱缩较浅)色棕,形状短,有的果肉稍薄,中央凹陷。种子发育成熟,但脱落未见。

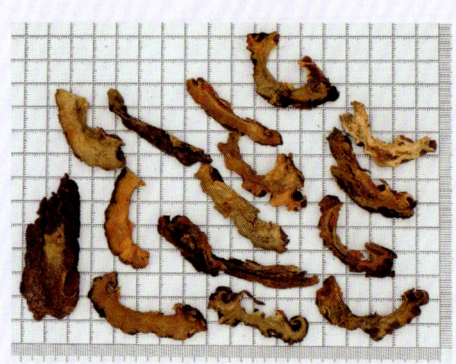

图 79　木瓜（四川）饮片

说在最后

光皮木瓜是木瓜的常见伪品，为榅桲的果实。其果实表面光滑无皱纹或略显颗粒状，果肉内可见砂粒状石细胞群而呈现颗粒状的感觉，嚼之有砂粒感，种子扁三角形。质地松软，易撕裂。部分地区常将光皮木瓜统称为木瓜，需结合性状和成分检验进行区分，避免混淆，见图80。

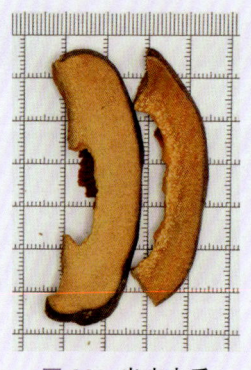

图 80　光皮木瓜

31 牛蒡子

◎ 来源
菊科植物牛蒡 *Arctium lappa* L. 的干燥成熟果实。

◎ 采收加工
秋季果实呈灰褐色时，分批采摘果序，先堆积2~3天，然后暴晒、脱粒、扬净，再晒至全干。

◎ 性状
本品呈长倒卵形，略扁，微弯曲，长5~7 mm，宽2~3 mm。表面灰褐色，带紫黑色斑点，有数条纵棱，通常中间1~2条较明显。顶端钝圆，稍宽，顶面有圆环，中间具点状花柱残迹；基部略窄，着生面色较淡。果皮较硬，子叶2，淡黄白色，富油性。气微，味苦后微辛而稍麻舌。

◎ 产地
牛蒡子在全国大部分地区均有分布。甘肃、四川、陕西等地均有种植，其中甘肃产量占全国的70%，甘肃种植面积集中于定西、庆阳和平凉。

◎ 鉴别要点及质量评价
长倒卵形，略扁，微弯曲；表面灰褐色，带紫黑色斑点，有数条纵棱，中间1~2条较明显；顶面有圆环，中间具点状花柱残迹；味苦后微辛而稍麻舌。以上为鉴别要点。

以粒大均匀、饱满、色质黑、无杂质、无瘪瘦粒者为佳。

图片展示

甘肃产牛蒡子饮片（图81），种子稍小，颜色较浅，香气较轻。表面浅棕色，斑点分布明显，纵棱突出，顶端圆环和花柱残迹清晰。味苦涩稍麻舌，与四川货和陕西货相比，气味最淡。据市场调查，常有含量检测不达标的情况。

四川产牛蒡子饮片（图82），表面灰黑色，与陕西货和甘肃货相比，色泽最深。种子稍大，略扁。苦味明显，辛辣麻舌，久久不散。

陕西产牛蒡子饮片（图83），表面灰褐色，黑色斑点清晰，色泽介于四川货和甘肃货之间。苦味、辛辣味较重。

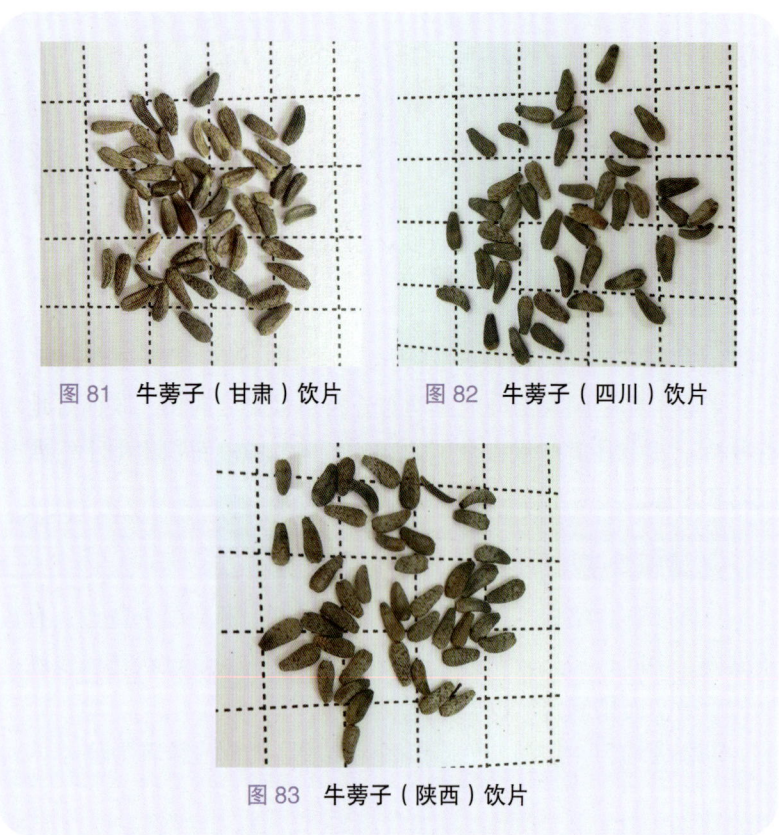

图81　牛蒡子（甘肃）饮片　　图82　牛蒡子（四川）饮片

图83　牛蒡子（陕西）饮片

说在最后

牛蒡子的伪品较多，常见伪品包括大蓟、绒毛牛蒡子、水飞蓟果实等。这些伪品在形态上与牛蒡子相似，但仔细观察可以发现区别，如表面颜色、形状、斑纹、气味等方面存在差异：大蓟（菊科植物大蓟的成熟果实）表面灰白色，具有明显的波状隆起的横纹花斑（俗称"花牛子"），稀有紫黑色斑点；水飞蓟（菊科植物水飞蓟的果实）呈椭圆形，两侧略不对称，顶端略宽，有一微斜的圆环，中间有突起的花柱残迹，基部有扁缝状果痕，略偏斜，整体较正品偏大，注意鉴别。

32 牛 膝

来源
苋科植物牛膝 Achyranthes bidentata Bl. 的干燥根。

采收加工
冬季茎叶枯萎时采挖,除去须根和泥沙,捆成小把,晒至干皱后,将顶端切齐,晒干。

性状
本品呈圆柱形的段,直径0.4~1.0 cm。表面灰黄色或淡棕色,有微细的纵皱纹及横长皮孔。质硬脆,易折断,受潮后变软。切面平坦,淡棕色,略呈角质样而油润,中心维管束木部较大,黄白色,其外周散有多数黄白色点状维管束,断续排列成2~4轮。气微,味微甜而稍苦涩。

产地
历代本草文献均记载,牛膝以河南怀庆府(今河南省焦作市所辖区域)所产者为道地药材,品质最佳,习称"怀牛膝"。其历史道地产区主要集中在怀庆府境内的武陟、温县、孟州、博爱、沁阳等地。此外,河北、山西、山东、江苏等省亦有栽培。

鉴别要点及质量评价
外表皮有微细的纵皱纹及横长皮孔,切面略呈角质样(烘干)而油润,中心维管束木部较大,黄白色,其外围散有多数黄白色点状维管束,断续排列成2~4轮。以上为鉴别要点。

以条粗壮、皮细、色灰黄、味甜者为佳。

图片展示

河南产牛膝饮片（图84），表面灰黄色或淡棕色，有微细纵皱纹及横长皮孔。饮片直径大小均匀。断面维管束2～4轮成环明显（主要区别点）。中心黄白色，木部较小。质地致密而油润。

其他产地（不明）牛膝饮片（图85），性状和怀牛膝相似，表皮颜色略深，断面维管束点状多不成环，断续排列成2～4轮。饮片直径大小悬殊。质偏硬（颜色偏深，有陈货之嫌或是掺入一定比例的陈货）。

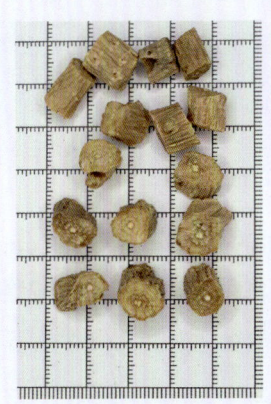 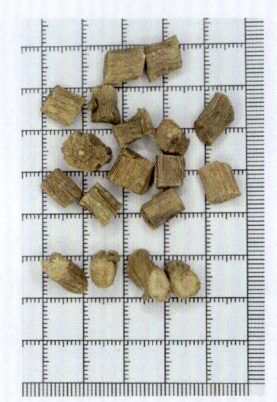

图84　牛膝（河南）饮片　　图85　牛膝（其他产地）饮片

33 羌 活

来源

伞形科植物羌活 *Notopterygium incisum* Ting ex H. T. Chang 或宽叶羌活 *Notopterygium franchetii* H. de Boiss. 的干燥根茎和根。

采收加工

本品野生、栽培均有，随着野生资源的萎缩，栽培品在市场上的占比逐年增加。栽种者需种植3～4年后方可采挖。秋季倒苗后至翌年早春萌芽前均可采挖，以秋季采者质优。采挖后去除须根和泥沙，晒干。

性状

羌活，药用部位为圆柱状略弯曲的根茎，长4～13 cm，直径0.6～2.5 cm，顶端具茎痕。表面棕褐色至黑褐色，外皮脱落处呈黄色。节间缩短，呈紧密隆起的环状，形似蚕，习称"蚕羌"；节间延长，形如竹节状，习称"竹节羌"。节上有多数点状或瘤状突起的根痕及棕色破碎的鳞片。体轻，质脆，易折断，断面不平整，有多数裂隙，皮部黄棕色至暗棕色，油润，有棕色油点，木部黄白色，射线明显，髓部黄色至黄棕色。气香，味微苦而辛。

宽叶羌活，药用部位为根茎和根。根茎类圆柱形，顶端具茎和叶鞘残基；根类圆锥形，有纵皱纹和皮孔。表面棕褐色，近根茎处有较密的环纹，长8～15 cm，直径1～3 cm，习称"条羌"。有的根茎粗大，呈不规则结节状，顶部具数个茎基，根较细，习称"大头羌"。质松脆，易折断，断面略平坦，皮部浅棕色，木部黄白色。气味较淡。

📍 产地

野生羌活主要分布于我国青藏高原海拔2000～4000 m的地区。按产地划分为两种规格，四川产的称"川羌"，青海、甘肃产的称"西羌"，其中川羌质量较好。

由于野生羌活资源枯竭，2005年前后，青海（海东和西宁）、甘肃（甘南、陇南、临夏、定西）开始尝试种植；2011年前后，四川九寨沟等地也开始栽培。目前，甘肃地区宽叶羌活的栽培面积逐年扩大，是我国栽培羌活药材的主要供应产区之一，市场上的羌活栽培品大多产于甘肃、青海等地。

🔍 鉴别要点及质量评价

羌活直径0.6～2.5 cm；表面棕褐色至黑褐色，外皮脱落处呈黄色；体轻，质脆，易折断，断面不平整，有裂隙，皮部黄棕色至暗棕色，油润，有棕色油点，木部黄白色，射线明显，髓部黄色至黄棕色；气香，味微苦而辛。多为"蚕羌"和"竹节羌"。

宽叶羌活直径1～3 cm，表面棕褐色；质松脆，易折断，断面略平坦，皮部浅棕色，木部黄白色；气味较淡。多为"条羌"和"大头羌"。

以条粗壮、有隆起曲折环纹、断面质紧密、朱砂点多、香气浓郁者为佳。按药材规格划分，以"蚕羌"质优，"大头羌"品质最次；按产地划分，以川羌品质为佳。

🖼 图片展示

栽培羌活饮片（图86），片形较大，须根较多，表面和断面的颜色稍浅，断面皮部占比较少，气味略淡（香气源自油点破碎散发，油点多集中在皮部，栽培品切面皮部占比较少，所以油点密度相对较低，香气略显寡淡）。

野生羌活饮片（图87），节上、节间有多数点状或瘤状突起及棕色破碎鳞片；断面色稍深，放射状纹理呈菊花状成环者多；皮部黄棕色至暗棕色，木部黄白色，有的髓部红棕色；香气浓郁是鉴别野生品的关键点，品质较好。

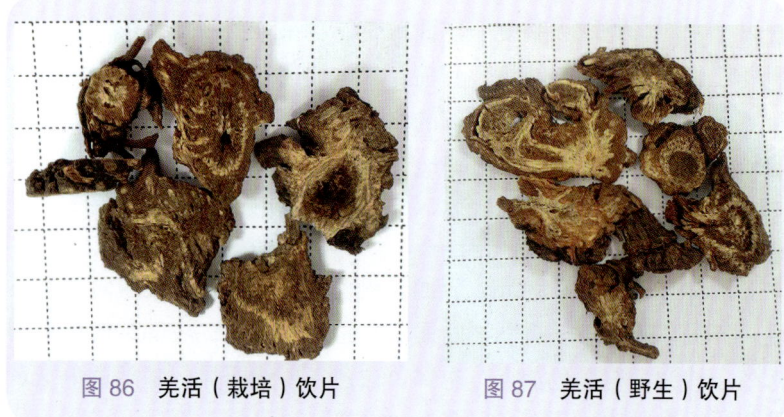

图86 羌活（栽培）饮片　　　图87 羌活（野生）饮片

说在最后

《中国药典》规定羌活以根茎和根入药，但是实际临床应用则是以根茎为主，很少见到带根的饮片，纵观《中国药典》和各地中药炮制规范对羌活饮片的性状描述也是多集中在对根茎的描述。相较于野生羌活，栽培羌活的根茎要短得多，这或许是目前制约栽培羌活全面占据羌活市场的一个致命因素，如何提高栽培羌活根茎的占比，是药农及药材种植园农技工作者急需解决的问题。

34 肉苁蓉

来源

列当科植物肉苁蓉Cistanche deserticola Y. C. Ma或管花肉苁蓉Cistanche tubulosa（Schenk）Wight的干燥带鳞叶的肉质茎。

采收加工

春季苗刚出土时或秋季冻土之前采挖（以春季3—5月采挖的肉质茎为佳，过时则易致茎中空），采挖后除去茎尖或苁蓉头，晾晒至肉质由黄白色转变至棕褐色，且通体干燥而润，即得上佳肉苁蓉。秋季采挖者茎大中空，含水量多，需腌制后漂洗入药，品质稍差。切段，晒干。

性状

肉苁蓉呈扁圆柱形，稍弯曲，长3～15 cm，直径2～8 cm。表面棕褐色或灰棕色，密被覆瓦状排列的肉质鳞叶，通常鳞叶先端已断。体重，质硬，微有柔性，不易折断，断面棕褐色，有淡棕色点状维管束，排列成波状环纹。气微，味甜、微苦。

管花肉苁蓉呈类纺锤形、扁纺锤形或扁柱形，稍弯曲，长5～25 cm，直径2.5～9.0 cm。表面棕褐色至黑褐色。断面颗粒状，灰棕色至灰褐色，散生点状维管束。

产地

肉苁蓉主要分布在我国内蒙古阿拉善盟、新疆北部、青海、甘肃、宁夏等干旱、半干旱地区的沙漠地带，而管花肉苁蓉主要分布于新疆天山以南的塔克拉玛干沙漠周围各县。

鉴别要点及质量评价

肉苁蓉饮片切面有淡棕色或棕黄色点状维管束，排列成波状环纹。

管花肉苁蓉饮片切面散生点状维管束。

以条粗壮饱满，断面维管束清晰且排列整齐，质柔润者为佳。尤以内蒙古产者（软苁蓉）品质为优。

图片展示

肉苁蓉饮片（图88），亦称为"软大芸"或"软苁蓉"，肉质茎柔润，易弯曲，断面棕褐色，有淡棕色或棕黄色点状维管束，排列成波状环纹。

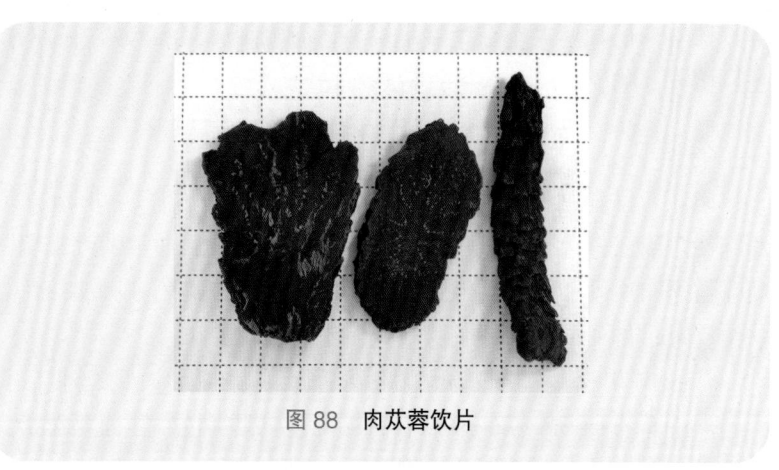

图88　肉苁蓉饮片

管花肉苁蓉饮片（图89），亦称为"硬大芸"或"硬苁蓉"，质地相对较硬，不易弯曲，断面呈颗粒状，灰棕色至灰褐色，散生点状维管束未成环。

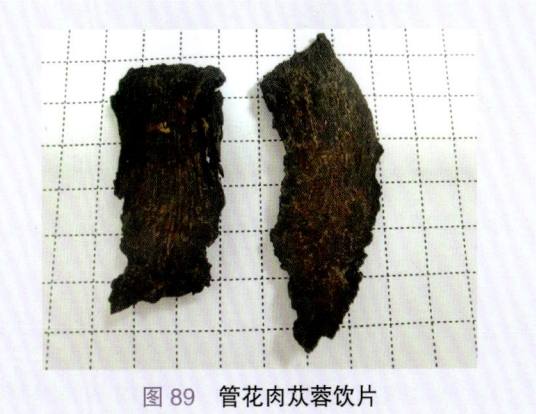

图89 管花肉苁蓉饮片

说在最后

盐生肉苁蓉为浙江省炮制规范收载品种,性状极似药典品肉苁蓉。其中,肉苁蓉个大而扁,呈扁圆柱形,鳞叶似三角状卵形或宽卵形,鳞叶断面可见维管束5束;盐生肉苁蓉细小而圆,多为类圆柱形,鳞叶似卵状长圆形至卵状披针形,鳞叶断面可见维管束10多束。此外,两者茎断面都呈波状或深波状环纹。

35 三棱

来源
黑三棱科植物黑三棱 *Sparganium stoloniferum* Buch.-Ham. 的干燥块茎。

采收加工
秋冬季茎苗枯黄时挖沟排水晾地，采挖块茎，趁鲜削去外皮，或晒至八成干时，放入竹笼里，撞去须根和粗皮，晒或炕至全干，或趁鲜切片晒干。根据加工方法的不同，三棱可分为光三棱和毛三棱。

性状
本品为类圆形的厚片，直径2～4 cm。鲜切片者，切面黄白色至灰白色，显粉性；经蒸后切片者，切面灰黄色至灰褐色，显角质。维管束小点状，散生，不甚明显。气微，味淡，嚼之微有麻舌感。

产地
三棱主产于江苏、浙江、安徽、河南、江西等地。

鉴别要点及质量评价
本品外表面可见横向环列的点状须根痕或刀削痕，切面中央散生不甚明显的点状维管束（筋脉），质坚实难折断，体重可沉水，口尝微有麻舌感。以上为鉴别要点。

以大小和质地作为质量评判标准，一般认为以形体粗大而质坚实难折断，体重可沉水，色黄白而无残留根痕者为佳。

图片展示

江西产三棱饮片（图90），表面黑褐色，顶有茎痕，切面灰黄色，角质样，可见散生不甚明显的点状或小段状筋脉，质硬，不易掰断。

浙江产三棱饮片（图91），表面灰黄色，顶有茎痕，外表面可见点状须根痕，切面灰黄色，角质样，隐约可见点状或段状筋脉纹，内皮层环纹可见，质硬，不易掰断。

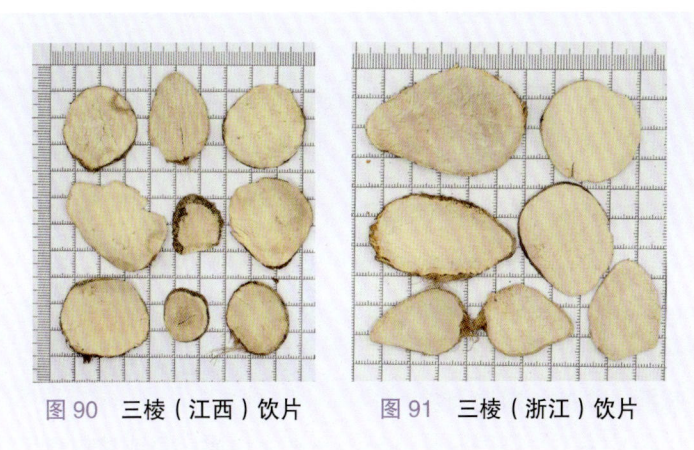

图90　三棱（江西）饮片　　图91　三棱（浙江）饮片

说在最后

三棱又名"京三棱"，源于黑三棱科植物黑三棱的块茎，不同于莎草科植物荆三棱的块茎，需注意区分。黑三棱呈类球形或倒圆锥形，长2~4 cm，直径2~3 cm。外皮完整者外表黑色似荸荠，削去外皮者表面呈灰白色，有的有残余茎基或茎基痕和突起的须根痕，体轻，入水中可漂浮于水面，质坚硬，极难折断，断面平坦而色黄，有散在的棕色小点。气微，味淡，嚼之微辛涩。

36 山　药

来源

薯蓣科植物薯蓣 *Dioscorea opposita* Thunb. 的干燥根茎。

采收加工

冬季茎叶枯萎后采挖，切去根头，洗净，除去外皮和须根，干燥，习称"毛山药"；或除去外皮，趁鲜切厚片，干燥，称为"山药片"；也有选择肥大顺直的干燥山药，置清水中，浸至无干心，闷透，切齐两端，用木板搓成圆柱状，晒干，打光，习称"光山药"。

性状

毛山药略呈圆柱形，弯曲而稍扁，长15～30 cm，直径1.5～6.0 cm。表面黄白色或淡黄色，有纵沟、纵皱纹及须根痕，偶有浅棕色外皮残留。体重，质坚实，不易折断，断面白色，粉性。气微，味淡、微酸，嚼之发黏。

山药片为不规则的厚片，皱缩不平，切面白色或黄白色，质坚脆，粉性。气微，味淡、微酸。

光山药呈圆柱形，两端平齐，长9～18 cm，直径1.5～3.0 cm。表面光滑，白色或黄白色。

产地

山药主产于河南焦作地区的温县、武陟、博爱、沁阳（旧属怀庆府），故名"怀山药"，产量大，质量佳，供销全国并大量出口。此外，河北、陕西、江苏、浙江、江西、贵州、四川等地也有产，但产量较少。主产于温州一带的称"温山药"。主产于广西、广东一带的称"广山药"。两广、福建等地种植的山药以食用为主,各地炮制规范中收载的药用山药为褐苞薯蓣、参薯或山薯。

🔍 鉴别要点及质量评价

光山药直径1.5～3.0 cm,厚1～2 cm。断面白色或黄白色,有散在的浅棕色"筋脉点",中心无裂痕。气微,味淡、微酸,嚼之发黏。山药片皱缩不平,质坚脆,粉性;气微,味淡。以上为鉴别要点。

以直径大、质坚实、粉性足、色白者为佳。

📷 图片展示

光山药(怀山药)饮片(图92),加工方式为将干燥山药置清水中,浸至无干心,闷透,切齐两端,用木板搓成圆柱状,晒干,打光。饮片为类圆形厚片,断面白色或淡黄白色,手感光滑,粉性染指,有散在的浅棕色筋脉点(图93)。其筋脉点可以区别于番薯等常见伪品。味淡、微酸。

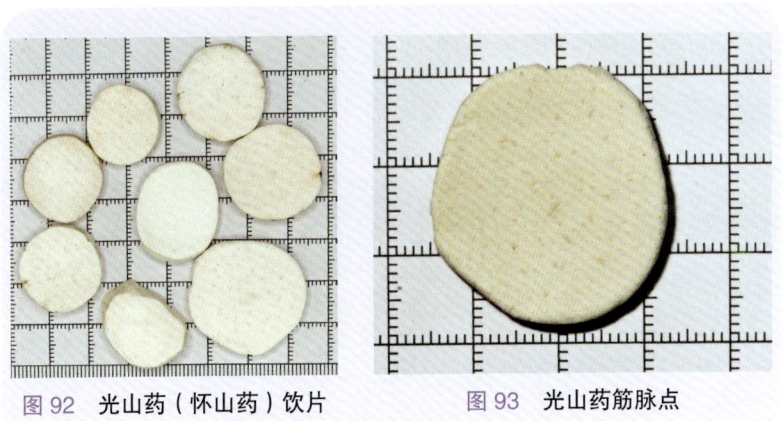

图92 光山药(怀山药)饮片　　图93 光山药筋脉点

怀山药(产地鲜切)饮片(图94),加工方式为直接在产地对新鲜山药进行切片干燥。切面细腻而不平整,有蠕虫样突起,质地硬脆,有山药固有的气味。

广山药（非《中国药典》品）饮片（图95），来源于薯蓣科植物山薯或褐苞薯蓣的干燥根茎。棕色外皮下还有一层淡黄色的皮，淡黄色的皮通常刮不干净，常见残留。切面手摸有白粉染指，筋脉点稀疏散在，片形比怀山药大。

温山药（非《中国药典》品）饮片（图96），是薯蓣科植物参薯或山薯的干燥根茎。饮片内外均显白色或略带淡黄色。表面呈颗粒状（一般为产地鲜切片），质地松泡，易折断，断面不平整。

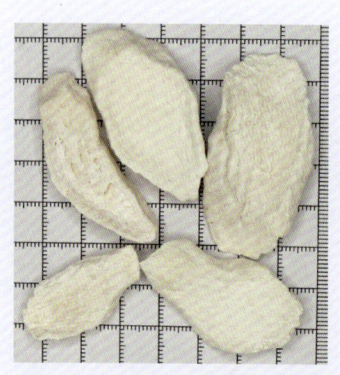

图94 怀山药（产地鲜切）饮片

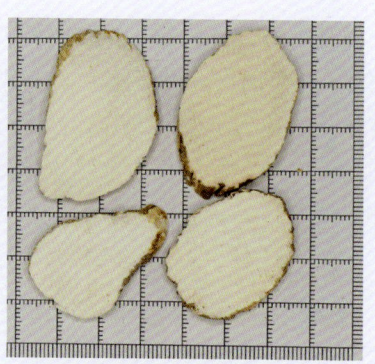

图95 广山药饮片

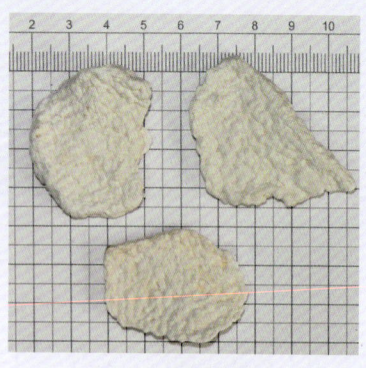

图96 温山药饮片

说在最后

山药的产地及品种较多,根据市场流通情况,山药加工成品主要包括毛山药(带皮干燥)、光山药(去皮搓圆)、产地鲜切片三种。毛山药的山药片又分为鲜切片和干切片。鲜切片通常为无硫烘干片(《中国药典》规定含硫量不得超过10 mg/kg),干切片通常为光山药切片(《中国药典》规定光山药片和毛山药片含硫量不得超过400 mg/kg)。各种山药饮片在性状上有所差异,特别是炮制品在本省政策未允许跨省通用的情况下,只允许在本省使用,注意鉴别。

37 升麻

来源

毛茛科植物大三叶升麻 *Cimicifuga heracleifolia* Kom.、兴安升麻 *Cimicifuga dahurica*（Turcz.）Maxim.或升麻 *Cimicifuga foetida* L.的干燥根茎。传统习称"关升麻""北升麻""川升麻"。

采收加工

秋后地上部分枯萎后采挖栽种4年的植株的根茎，去尽泥沙晾晒至八成干，燎去须根，晒干后入滚筒撞去残存须根和表皮。

性状

本品为类圆形或不规则形的厚片，直径2~4 cm。表面黑褐色或灰褐色，粗糙不平，有的可见须根痕或坚硬的细须根残留，外皮易脱落，内壁显网状沟纹。切面皮部薄，易剥落；木部黄绿色或淡黄白色，具放射状的纹理和裂隙，中心有的呈空洞状。质坚硬，有纤维性。气微，味微苦而涩。

产地

自古以来，升麻多产自云南、四川及陕西一带，而今基源扩充，河北、山西等地也是主产区。目前市场上常见的有进口和国产两种类型，其中进口产品主要源自朝鲜。

鉴别要点及质量评价

本品以"表面黑褐色且多分枝、顶见空洞茎基痕、洞壁网状沟纹现、断面裂隙纤维性"为鉴别要点。

以个头大小和质地作为质量评价标准。现市场上主要以川升麻和关升麻为主。川升麻以个大、外皮黑色、无细根、断面白色或淡绿色者为佳；关升麻以个大、整齐、外皮黑色、无细根、断面灰色者为佳。

图片展示

朝鲜产升麻饮片（图97），片形稍小，表面黑褐色，粗糙不平，可见须根痕和坚硬的细须根残留，断面灰白色，有放射状的纹理和裂隙。基本无圆形空洞状茎基痕。气味较淡，苦味较弱，有效成分含量通常低于国产升麻饮片，常用于非药用领域。

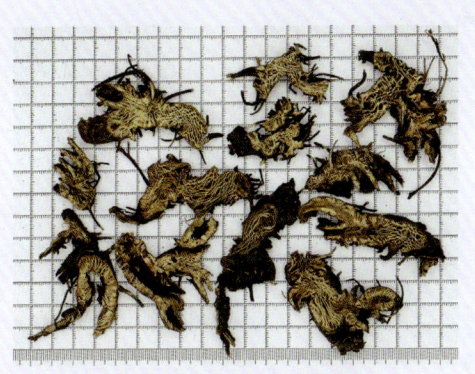

图97　升麻（朝鲜）饮片

东北产升麻饮片（图98），外皮黑色，表面有圆形空洞状茎基痕。断面白色，有放射状的纹理和裂隙，直径稍大。气微，味微苦而涩。

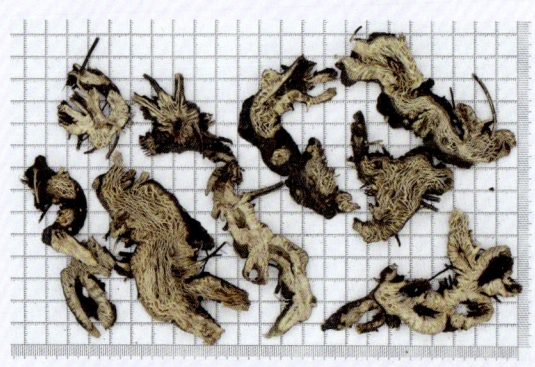

图98 升麻(东北)饮片

38 水红花子

来源
蓼科植物红蓼 Polygonum orientale L. 的干燥成熟果实。

采收加工
果实成熟时割取果穗，晒干，打下果实，除去杂质即得。

性状
本品呈扁圆形，直径2.0～3.5 mm，厚1.0～1.5 mm。表面棕黑色或红棕色，有光泽，两面微凹，中部略有纵向隆起。顶端有突起的柱基，基部有浅棕色略突起的果梗痕，有的有膜质花被残留。质硬。气微，味淡。

产地
全国除西藏外大部分地区均产，以辽宁、江苏为主产区。

鉴别要点及质量评价
本品以"表面棕黑形圆扁，两面微凹中部隆，顶突柱基果梗痕，外加纵隆一直线"作为鉴别要点。

以大小及色泽作为质量评价标准。以粒大饱满、色棕黑者为佳，干瘪瘦小、色黄棕者次之。

图片展示
河北家种水红花子饮片（图99），表面棕黑色、扁圆，两面有纵向隆起，与突起的柱基和果梗痕呈一直线。厚度大多超过1 mm。

东北野生水红花子饮片（图100），棕黑色与红棕色混杂，不同成熟度的果实均有，大小不一，色泽不一，但是形体扁圆，两面有纵向隆起，与突起的柱基和果梗痕呈一直线，与家种类型相比，其厚度与直径均略显细小。

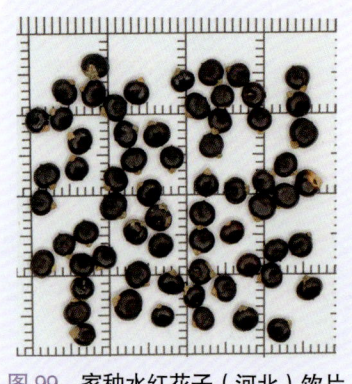
图99　家种水红花子（河北）饮片

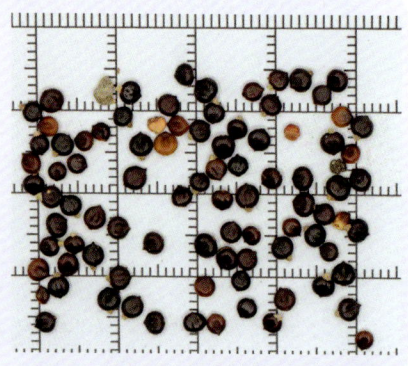
图100　野生水红花子（东北）饮片

说在最后

栽培水红花子通常具有较为统一的生长环境和营养供给，因此其果实大小、形状和颜色可能更为一致，果实往往也更加饱满，光泽度也可能更高。野生水红花子的果实相对较小，其形状和颜色的一致性也可能不如栽培品种。

栽培水红花子由于生长环境相对可控，可能更有利于有效成分的积累。然而，这并不意味着野生水红花子的有效成分含量就一定低，野生品种可能含有一些独特的成分或具有更高的生物活性。因此，无法简单地根据这些区别来判断其质量优劣。在实际应用中，应根据具体需求和用药标准来选择合适的品种。无论选择哪种品种，都需要确保其来源可靠、质量合格，并遵循正确的用药方法和剂量。

39 太子参

❂ 来源

石竹科植物孩儿参 *Pseudostellaria heterophylla*（Miq.）Pax ex Pax et Hoffm. 的干燥块根。

❂ 采收加工

夏季茎叶大部分枯萎时采挖，洗净，除去须根，置沸水中略烫后晒干或直接晒干。

❂ 性状

本品呈细长纺锤形或细长条形，稍弯曲，长3~10 cm，直径0.2~0.6 cm。表面灰黄色至黄棕色，较光滑，微有纵皱纹，凹陷处有须根痕。顶端有茎痕。质硬而脆，断面较平坦，周边淡黄棕色，中心淡黄白色，角质样。气微，味微甘。

❂ 产地

太子参的传统产区包括山东、安徽、江苏、福建等省。江苏句容为太子参药材的道地产区。福建柘荣1967年从杭州玲珑山引种太子参，于1972年开始大面积种植。贵州施秉于1993年从福建柘荣引种太子参，并形成一定种植规模，现年产量占全国总产量的近1/3。太子参的栽培主产区呈现从北到南变迁的趋势，形成了安徽宣城、福建柘荣、贵州施秉三大主产区。

❂ 鉴别要点及质量评价

本品呈长纺锤形或细长条形，长3~10 cm，直径0.2~0.6 cm。表面灰黄色至黄棕色，凹陷处有须根痕。质硬而脆，断面周边淡黄棕色，中心淡黄白色，角质样。气微，味微甘。以上为鉴别要点。

以条长粗肥、质坚、无须根、黄白色者为佳。

图片展示

贵州太子参饮片（图101），相对饱满，色泽偏浅。质地较脆，容易折断，断面平坦，呈黄白色。贵州太子参以小苗移栽（秧播）为主。闻起来有一股淡淡的泥土清香。

河北太子参饮片（图102），形状偏瘦小，颜色也偏暗一些。撒籽种植（籽播），成本相对较低，带黑头的较多，气味稍淡。

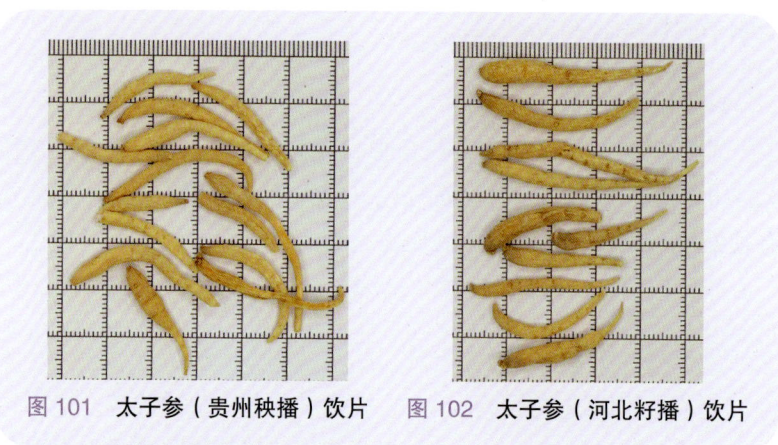

图101　太子参（贵州秧播）饮片　　图102　太子参（河北籽播）饮片

说在最后

太子参在产地加工过程中是否经过沸水略烫，会影响其断面呈现出角质或粉性两种不同的特征。太子参的质量一般以大小为主要等级区分点。现市面上太子参有秧播和籽播两种不同的种植方式。秧播太子参通常采用已经生长一段时间的苗木进行种植，其种植成本相对较高，但苗木抗逆性强，成活率高，且容易取得优质高产。籽播太子参利用种子进行繁殖，种植成本相对较低，但需要较长的生长周期，并投入更多的管理维护工作。同时，由于种子品质、种植环境等因素的影响，籽播太子参的产量和品质可能存在一定的不确定性。籽播太子参容易出现更多的黑头，不同于霉变。籽播太子参的黑头见图103，秧播太子参虽也存在此现象，但相对少见。

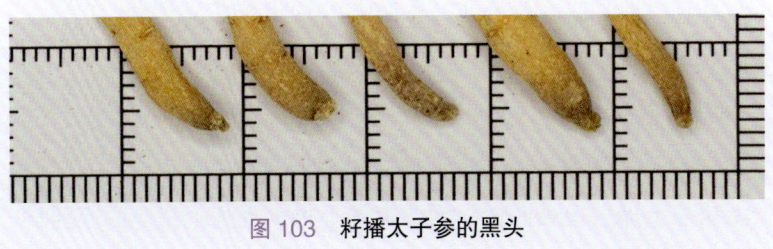

图103 籽播太子参的黑头

40 土茯苓

❖ 来源

百合科植物光叶菝葜 *Smilax glabra* Roxb. 的干燥根茎。

❖ 采收加工

野生者全年可采，栽种者大多8—10月采挖，除去须根，洗净泥沙，浸漂或入沸水中煮数分钟，切成1~5 mm厚的片，干燥即得（土茯苓干燥后极难润透，因此市场上很少见到土茯苓的原药材，均为产地鲜切片）。

❖ 性状

本品呈长圆形或不规则形，直径2~5 cm，表面黄棕色或灰褐色，厚1~5 mm，边缘不整齐；切面类白色至淡红棕色，致密，显粉性，可见点状维管束及多数小亮点；质略韧，折断时有粉尘飞扬，以水湿润后有黏滑感。气微，味微甘、涩。

❖ 产地

土茯苓主产于广东、广西、浙江、四川等省区。进口土茯苓大部分来自东南亚国家。

❖ 鉴别要点及质量评价

本品以"质硬略韧不易断，折断粉性飞扬尘，切面类白至红棕，闪现筋脉及亮点，热水润湿黏液出，口尝味淡气微"作为鉴别要点。

以质地纤维性、切面颜色及含水量来评判质量。一般认为身干、质地坚硬、富粉性、纤维筋脉少、断面淡棕色者为佳；以纤维性强、断面铁锈色而黏滑感弱者为次。

图片展示

浙江产土茯苓饮片（图104），个头较大，表面灰褐色，切面类白色至淡红棕色，灯光下可见满布的银闪闪亮点，筋脉点多集中在中部，折断时扬尘明显，热水浸泡后手摸有黏滑感，吸水后有海绵样质感。

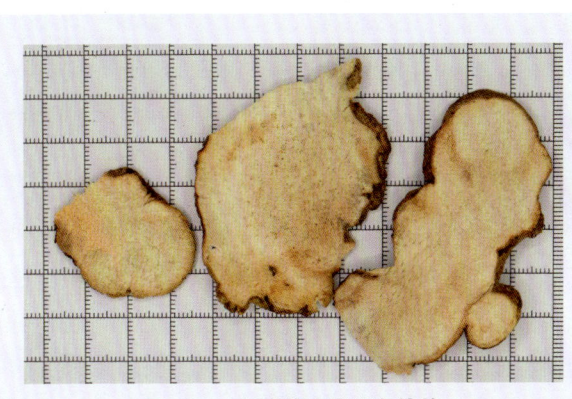

图104 土茯苓（浙江）饮片

云南产土茯苓饮片（图105），片形稍小，表面灰褐色，切面类白色至淡红棕色，筋脉点多集中在中部或散布整个切面，灯光下可见银闪闪的亮点，折断时扬尘明显，热水浸泡后手摸有黏滑感，吸水后有海绵样质感。

进口土茯苓饮片（图106），个体大，表面黄棕色，切面淡红棕色，中央颜色稍深，有筋脉点散在，灯光下可见银闪闪的亮点，折断时有粉尘散落，热水浸泡后手摸有黏滑感，吸水后有海绵样质感。

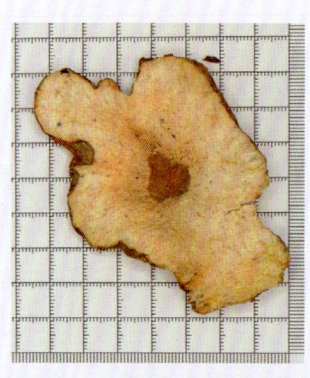 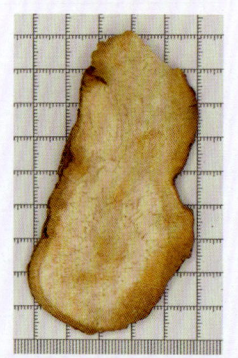

图 105　土茯苓（云南）饮片　　图 106　土茯苓（进口）饮片

说在最后

古代医家在评价土茯苓时，有重功效而轻质量的倾向，未提及道地产区、分布范围等问题。目前市场上的土茯苓多从越南等周边国家进口，而国产土茯苓因资源有限及采挖成本高而相对较少。进口土茯苓整体偏红，质量相较于国产略次。正品土茯苓的基源只有一种，即光叶菝葜，市面上常见混淆品：白土苓（来源于植物肖菝葜），切面以白色为主；菝葜（来源于植物菝葜），切面棕黄色或红棕色，具粗纤维性，可见筋脉点及多数小亮点，水浸湿后无黏滑感，需注意区别。

41 乌药

来源

樟科植物乌药 Lindera aggregata（Sims）Kosterm. 的干燥块根。

采收加工

本品以乌药的块根入药，全年都可采挖，以冬春季采挖居多。采挖后，去掉细根和泥沙，洗净，趁鲜切薄片，晒干。

性状

本品呈类圆形薄片，直径1～3 cm。表面黄棕色或黄褐色。切面黄白色或淡黄棕色，有细密的放射状射线，可见年轮环纹，中心颜色较深。质脆。气香，味微苦、辛，有清凉感。

产地

乌药资源丰富，分布广泛，华东、华中、华南及西南地区均有分布，长江以南各省均产乌药，以浙江、安徽、湖南、湖北、广东、广西为主产区。其中浙江天台及其周边的括苍山脉和仙霞岭山脉所产的乌药品质最佳，自宋以来一直被尊为乌药的道地药材，行内称为"天台乌药""台乌药"。

鉴别要点及质量评价

本品以"切面黄白淡黄棕，细密射线年轮环，质脆易碎气清香，咀嚼苦辛清凉感"为鉴别要点。

乌药以断面黄白色至黄棕色，质地细腻、难折断，切面光滑、年轮纹理清晰，樟脑味香气浓郁者为佳。

图片展示

浙江杭州产乌药饮片（图107），切面呈淡黄棕至黄棕色，灯下可见银闪闪的亮星，切面年轮环纹明显，偶见黑斑，中心颜色较深。香气微，口尝苦味先出，无清凉感。同时部分样品切面可见数条粗细不一的横裂纹，轻折即碎，疑似混入直根片（特征即为切面可见数条粗细不一的横裂纹，折之即从裂纹处断裂，柴性强而粉性不足）。

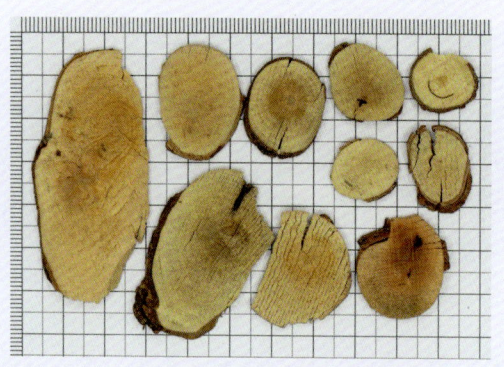

图107　乌药（浙江杭州）饮片

浙江衢州产乌药饮片（图108），切面淡黄棕色，灯下可见银闪闪的亮星，切面年轮环纹明显，偶见黑斑，中心颜色较深，切面光滑，未见横裂纹，质韧，不易折断，口尝无味，久嚼苦、辛，香气浓郁，有刺鼻感。

江西九江产乌药饮片（图109），切面淡黄棕色，灯下可见银闪闪的亮星，但亮星相对较少，切面年轮环纹明显，偶见黑斑，中心颜色较深，切面光滑，未见横裂纹，质韧，不易折断，口尝无味，久嚼可有微微的苦辛味，香气较淡，没有明显的刺鼻感。

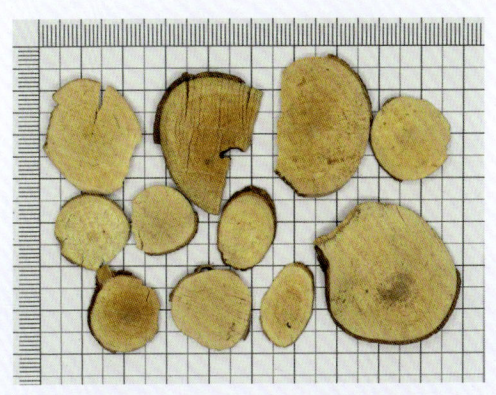

图108 乌药（浙江衢州）饮片

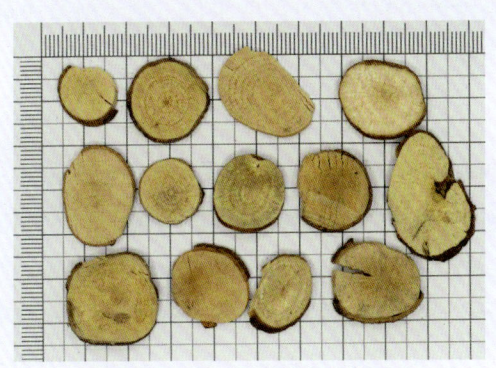

图109 乌药（江西九江）饮片

💬 说在最后

乌药单从外观、性状方面很难区分产地，通常块根呈纺锤形或连珠状，为乌药的嫩根，切片色白、气香、平滑、无裂隙，以质嫩肥壮者为佳。质老直根，切片色黄棕，切面有裂隙而不平整，不作药用。

42 吴茱萸

来源

芸香科植物吴茱萸 *Euodia rutaecarpa*（Juss.）Benth.、石虎 *Euodia rutaecarpa*（Juss.）Benth. var. *officinalis*（Dode）Huang 或疏毛吴茱萸 *Euodia rutaecarpa*（Juss.）Benth. var. *bodinieri*（Dode）Huang 的干燥近成熟果实。

采收加工

栽种3年后，于7月上旬或8月上旬的清晨，露水未干时，整穗采摘果实呈茶绿色而心皮未分离的果枝，晒干或微火炕干，用手搓下果实，扬净即可。

性状

本品呈球形或略呈五角状扁球形，直径2～5 mm。表面暗黄绿色至褐色，粗糙，有多数点状突起或凹下的油点。顶端有五角星状的裂隙，基部残留被有黄色茸毛的果梗。质硬而脆，横切面可见子房5室，每室有淡黄色种子1粒。气芳香浓郁，味辛辣而苦。

产地

吴茱萸药用历史悠久，产地由早先的河北、山东等北方产区，至宋代逐渐南移，最终形成以江西清江（今樟树）、浙江钱塘（今杭州周边）及贵州铜仁为核心的道地产区格局，行内习称"江吴萸""杜吴萸""常吴萸"。

🔍 鉴别要点及质量评价

本品以2~5 mm的球形或扁球形，顶端有五角星状裂隙，表面黄绿、粗糙、有油点，横切面可见子房5室，香气浓烈，味苦、辣为鉴别要点。

以饱满、色绿、香气浓烈、无杂质者为佳，市场大致可分为中花吴茱萸（吴茱萸）和小花吴茱萸（石虎、疏毛吴茱萸）两大类，均以颗粒饱满，黄绿色至绿色，果实未开裂，种子未散失者为佳。种子散落而独留果皮者不堪入药。

📷 图片展示

广西产吴茱萸饮片（图110），呈类球形，果瓣开始分离，表面黄绿色、粗糙，在放大镜下可见环岛状的颗粒，环岛中央凹陷。顶端有星状裂隙，果梗偶有残存。香气浓，入口辣味明显，苦味不足。

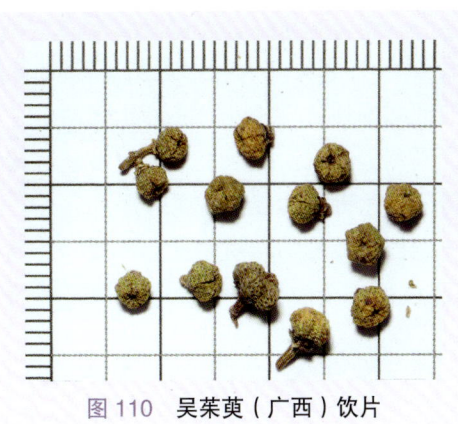

图110　吴茱萸（广西）饮片

江西产吴茱萸饮片（图111），呈类球形，紧密，心皮未开裂，表面黄绿色、粗糙，在放大镜下可见环岛状的颗粒，环岛中央凹陷。顶端有星状裂隙，果梗偶有残存，被毛。香气浓，入口苦味先而重，后辣味。江西吴茱萸油腺点密集且明显，挥发油含量相对较高。

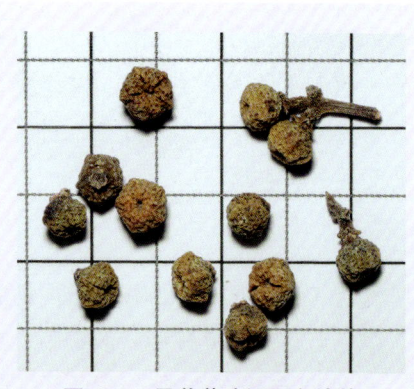

图111 吴茱萸（江西）饮片

说在最后

当前市场还存在吴茱萸"大花"规格，顶端多开裂，不符合《中国药典》的性状描述。"中花"主产于江西，"小花"主要产于浙江、湖南、贵州等地区。吴茱萸未成熟者呈青绿色，存放过久则为黄褐色，传统以色青者为佳，注意区别。

验收时应注意核查枝梗等杂质情况，一般一等品枝梗等杂质比例≤3%；二等品枝梗等杂质比例≤7%（《中国药典》规定杂质不得超过7%）。

43 薏苡仁

⊕ 来源

禾本科植物薏米 *Coix lacryma-jobi* L.var.mayuen（Roman.）Stapf的干燥成熟种仁。

采收加工

秋季果实成熟时采割植株，晒干，打下果实，再晒干，除去外壳、黄褐色种皮和杂质，收集种仁。

性状

本品呈宽卵形或长椭圆形，长4~8 mm，宽3~6 mm。表面乳白色，光滑，偶有残存的黄褐色种皮；一端钝圆，另一端较宽而微凹，有一淡棕色点状种脐；背面圆凸，腹面有1条较宽而深的纵沟。质坚实，断面白色，粉性。气微，味微甜。

产地

薏苡仁商品均来源于栽培品，传统主产于福建、浙江、河北、辽宁、江苏等省。其中福建浦城产的"浦薏米"、河北安国（古称"祁州"）产的"祁薏米"、辽宁产的"关薏米"曾为三大历史道地品种。当代薏苡仁的核心产区为贵州兴仁，获国家农产品地理标志认证，其他产区如云南、东北也有种植。根据来源不同，将薏苡仁药材分为国产薏苡仁、进口薏苡仁两种，进口薏苡仁大都来源于泰国、越南、缅甸等东南亚国家。

🔍 鉴别要点及质量评价

本品一端钝圆，另一端较宽而微凹，有一淡棕色点状种脐；背面圆凸，腹面有1条较宽而深的纵沟；断面白色，粉性，味微甜。以上为鉴别要点。

以粒大（同一产地）、饱满、色白者为佳。

📷 图片展示

国产贵州薏苡仁饮片（图112），俗称"兴仁薏苡仁"，呈宽卵形或椭圆形。整体个头略小，长4~6 mm，宽4~5 mm，表面乳白色（部分呈灰白色），质坚实，断面白色，粉性。有米香气，味微淡。

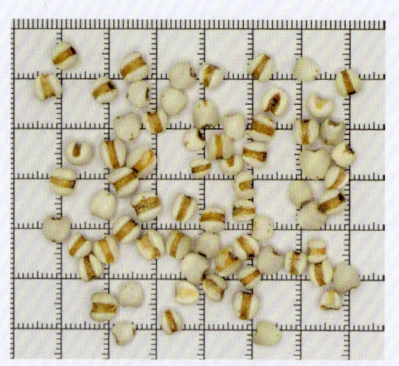

图112 薏苡仁（贵州兴仁）饮片

河南薏苡仁饮片（图113），呈宽卵形或椭圆形，颜色相较于贵州薏苡仁偏黄，呈青色者少，整体色泽稍暗，大小与贵州薏苡仁相仿，米香气略淡。

进口薏苡仁饮片（图114），呈宽卵形或长椭圆形，颗粒相对较大（不同于草珠子）。长5~7 mm，宽6~8 mm。表面乳白色，一端钝圆，另一端较宽而微凹，背面圆凸，腹面有1条较宽而深的纵沟。颗粒饱满，粉性。气微，味微淡。

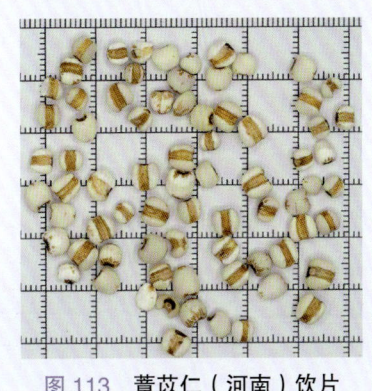
图113　薏苡仁（河南）饮片

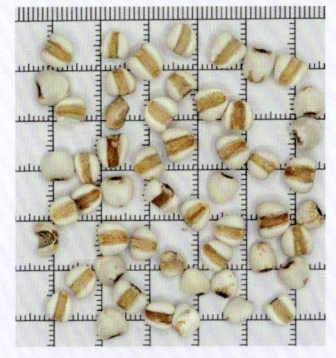
图114　薏苡仁（进口）饮片

说在最后

进口薏苡仁与国产薏苡仁性状相似，但进口薏苡仁比国产薏苡仁普遍大一圈，其宽度甚至超过长度，中间沟壑稍宽。口感与国产薏苡仁略有差异，粉性稍足。其是否能替代正品薏苡仁使用尚未确定，且是否符合《中国药典》来源标准，多方均无法查考。

草珠子是薏苡的果实，剥取种仁后，性状与薏苡仁相似，常混入薏苡仁中使用。二者区别在于：草珠子的种仁形体宽大（比进口薏苡仁更大，沟壑深），宽大于长，这一特点草珠子与进口薏苡仁一致（均宽大于长），都可以独立"端坐"，而国产薏苡仁长大于宽，相对瘦长，不能"端坐"。

44 郁 金

◉ 来源

姜科植物温郁金 *Curcuma wenyujin* Y. H. Chen et C. Ling、姜黄 *Curcuma longa* L.、广西莪术 *Curcuma kwangsiensis* S. G. Lee et C. F. Liang 或蓬莪术 *Curcuma phaeocaulis* Val. 的干燥块根。前两者分别习称"温郁金"和"黄丝郁金",其余根据性状的不同,习称"桂郁金"或"绿丝郁金"。

◉ 采收加工

冬季茎叶枯萎后采挖,除去泥沙和细根,蒸或煮至透心,干燥。

◉ 性状

温郁金呈长圆形或卵圆形,稍扁,有的微弯曲,两端渐尖,长 3.5~7.0 cm,直径 1.2~2.5 cm。表面灰褐色或灰棕色,具不规则的纵皱纹,纵纹隆起处色较浅。质坚实,断面灰棕色,角质样;内皮层环明显。气微香,味微苦。

黄丝郁金呈纺锤形,有的一端细长,长 2.5~4.5 cm,直径 1.0~1.5 cm。表面棕灰色或灰黄色,具细皱纹。断面橙黄色,外周棕黄色至棕红色。气芳香,味辛辣。

桂郁金呈长圆锥形或长圆形,长 2.0~6.5 cm,直径 1.0~1.8 cm。表面具疏浅纵纹或较粗糙的网状皱纹。气微,味微辛苦。

绿丝郁金呈长椭圆形,较粗壮,长 1.5~3.5 cm,直径 1.0~1.2 cm。气微,味淡。

📍 产地

桂郁金为姜科广西莪术的块根，主要分布于广西、云南等地，为广西道地药材。川郁金其植物来源多为姜黄栽培品，习称"黄丝郁金"，主产于四川、云南等地。绿丝郁金为蓬莪术的块根，主产于四川、广西、广东。温郁金又名"黑郁金"，主产于浙江瑞安，质量上乘，为浙江道地药材。自清以来，逐步形成温郁金、川郁金、桂郁金三大道地产区。

🔍 鉴别要点及质量评价

几种郁金的外表面具不规则的纵皱纹，切面角质样，内皮层环明显。其中温郁金切面灰棕色偏黑，黄丝郁金切面橙黄色，桂郁金切面浅灰棕色，绿丝郁金切面灰棕色偏绿。以上为鉴别要点。

以片形大（同一品种）、质坚实、外皮皱纹细密、断面有光泽、香气浓郁者为佳。

🖼 图片展示

黄丝郁金（植物姜黄块根）饮片（图115），断面平滑，角质有光泽，黄色或橙黄色（主要区别点），内皮层环明显，中部有一枣核形圆心，占直径的1/3～1/2，层圈明显，易与皮层分离，有浓姜味，辛辣。

绿丝郁金（植物蓬莪术块根）饮片（图116），表皮灰绿色，长1.5～3.5 cm，直径1.0～1.2 cm。外皮有粗皱纹，断面角质样，微带绿色（主要区别点），气微，味淡（相比于其他郁金）。

温郁金（植物温郁金块根）饮片（图117），片形有的稍扁，有的两端渐尖（主要区别点）。长3.5～7.0 cm，直径1.2～2.5 cm。外皮灰褐色或棕褐色，具细密的皱纹，纵皱纹隆起处色较浅。横断面灰棕色、有角质样光泽，内皮层环明显。气微香，味微苦。

桂郁金（植物广西莪术块根）饮片（图118），长2.0～6.5 cm，直径1.0~1.8 cm，饮片大小相差悬殊（不同于其他郁金）。表面土灰黄色，具纵皱纹，较粗糙。质较脆，易折断，断面呈浅棕色或灰棕色、少光泽（几种郁金中桂郁金断面颜色最淡），内皮层明显。气微，味微辛、苦。

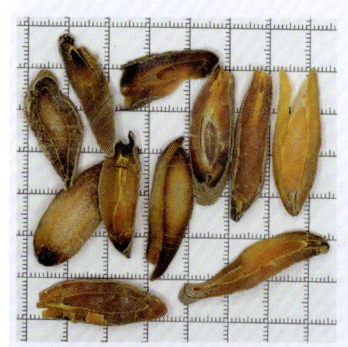

图 115　黄丝郁金饮片

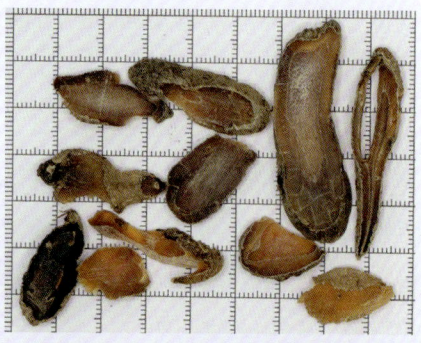

图 116　绿丝郁金饮片

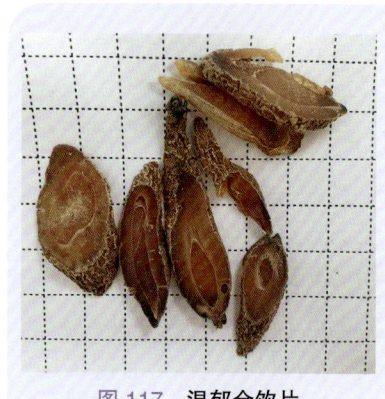

图 117　温郁金饮片

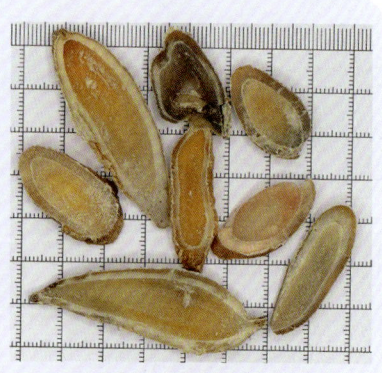

图 118　桂郁金饮片

45 郁李仁

来源

蔷薇科植物欧李 *Prunus humilis* Bge.、郁李 *Prunus japonica* Thunb.或长柄扁桃 *Prunus pedunculata* Maxim.的干燥成熟种子。前两种习称"小李仁",后一种习称"大李仁"。

采收加工

夏秋之际,当果实呈鲜红色后采收,过去,将果实堆放至阴湿处让其腐烂,待果肉腐烂完全后,用水冲洗去掉烂果肉,收集果核,蒸2个小时左右取出晒干,将果核压碎去壳,即得种仁。抑或将鲜果煮至果肉烂透,捞出果核晒干,去壳取仁。

性状

小李仁呈卵形,长5~8 mm,直径3~5 mm。表面黄白色或浅棕色,一端尖,另一端钝圆。尖端一侧有线形种脐,圆端中央有深色合点,自合点处向上有多条纵向维管束脉纹。种皮薄,子叶2,乳白色,富油性。气微,味微苦。

大李仁长6~10 mm,直径5~7 mm。表面黄棕色。

产地

市场将郁李仁分为大李仁和小李仁,大李仁主产于内蒙古、宁夏等地,小李仁主产于河北、辽宁等地。

鉴别要点及质量评价

小李仁呈卵形,一端尖,另一端钝圆,长5~8 mm,直径3~5 mm;表面黄白色(经蒸煮)或浅棕色(未经蒸煮);尖端有线形种脐，圆端中央有深色合点，自合点处向上具多条纵向维管束脉纹。

大李仁呈长卵形，长6～10 mm，直径5～7 mm，表面黄棕色。以上为鉴别要点。

以颗粒饱满（同一品种）、完整无破损、黄白色者为佳。

图片展示

新疆产郁李仁（小李仁）饮片（图119），呈水滴状，顶端尖，基部圆，基部有合点，合点深棕色，自合点处向上具多条纵向维管束脉纹（粗网纹明显为鉴别要点）。表面浅棕色，种皮薄，破粒可见种仁变黄。咀嚼片刻，满口"杏仁香"。

甘肃产郁李仁（大李仁）饮片（图120），呈扁卵形，表面棕褐色，有棕皱纹，一端尖，另一端稍钝，尖端一侧有线形种脐，部分圆端基部不对称，中央有深色合点，自合点处向上具多条纵向维管束脉纹。整体偏扁平。咀嚼微有涩味，苦味淡，"杏仁香"较新疆产者淡。

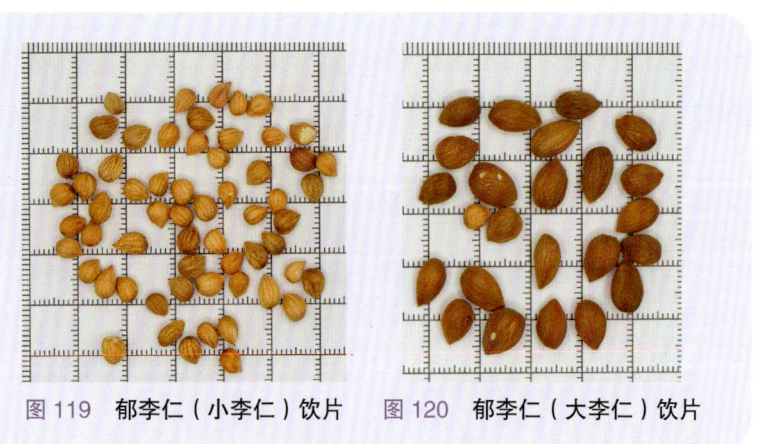

图119 郁李仁（小李仁）饮片　　图120 郁李仁（大李仁）饮片

内蒙古产郁李仁（大李仁）饮片（图121），呈圆锥形或长卵形，表面黄棕色偏浅，顶端尖基部圆，有的可直立。基部有合点，合点深棕色，合点微下凹，自合点处向上具多条纵向维管束脉纹。颗粒大，油性较足，市场认可度较高。初尝味微苦，久嚼"杏仁香"明显。

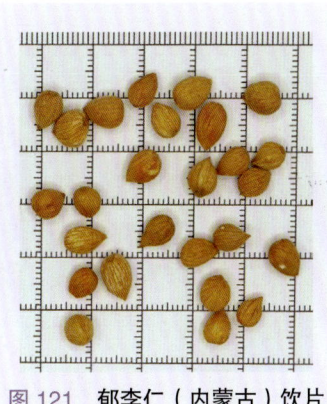

图121 郁李仁（内蒙古）饮片

说在最后

传统认为小李仁的品质优于大李仁，要求外观完整无破损（如有破损，容易感染黄曲霉而致黄曲霉素超标）。初加工时蒸煮的目的就是使种仁呈黄白色（杀酶保苷），实践中发现不蒸煮的郁李仁呈红黄色，极易泛油。

46 浙贝母

来源

百合科植物浙贝母 *Fritillaria thunbergii* Miq. 的干燥鳞茎。

采收加工

5月中下旬地上茎叶枯萎后，挖出鳞茎，立即洗净，分开大小，大鳞茎先挖出贝母心芽，再加工成元宝贝，小个则直接加工成珠贝。直接干燥或把鲜贝放入加有蚌壳灰的机动撞船里，来回撞击至表皮脱净，浆液渗出，粘上蚌灰，随即取出，摊开，日晒3~4天，稍停回润1~3天，再晒，如此反复，使其内潮外透再晒至全干，此法所得为灰贝。抑或直接鲜切厚片并干燥，所得则为浙贝片。

性状

本品呈椭圆形或类圆形，直径2.0~3.5 cm，边缘表面黄褐色或灰褐色，略皱缩，切面平坦或微鼓起，灰白色。质脆，易折断，断面粉白色或灰白色，富粉性。含硫加工的浙贝母边缘淡黄色且光滑，切面平坦如镜面，呈粉白色。质硬，断面略呈角质状。

产地

古时贝母不分川、浙，自明以后才逐步证实各类贝母的优点，开始冠以产地之名。浙贝母以其散结消痈见长而备受青睐，且历来皆以宁波产者为佳，被尊称为"象贝母"。目前浙贝母主产于江苏、浙江、福建等地，品质仍以浙江产者为佳，其加工工艺考究，质量稳定。

🔍 鉴别要点及质量评价

本品以表皮黄褐或灰褐而略皱缩,切面粉白或灰白色而微鼓起,边缘厚而圆钝且易折断,粉性强而苦味重为鉴别要点。

自古以来浙贝母都以产地和大小作为质量评判标准,以浙产象贝母为佳,其他产地浙贝母稍次,以大小分等级。根据加工方法的不同,分为灰贝和硫黄贝。现多以鲜切干燥,以未使用熏硫或少熏硫的方法加工的浙贝母为佳。

图片展示

浙贝母产地鲜切饮片(浙贝片)(图122),表皮黄褐色或灰褐色,略皱缩,切面平坦或微隆起,灰白色,富粉性。

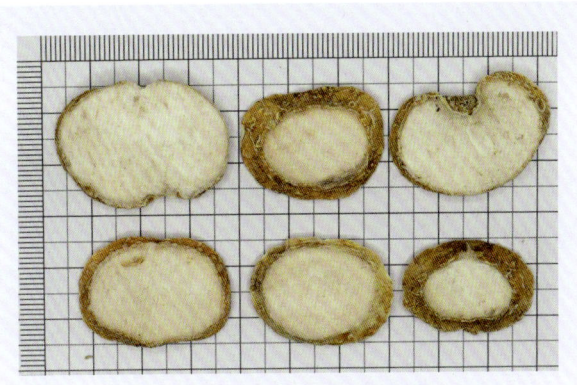

图122 浙贝母(鲜切)饮片

湖北贝母(《中国药典》品)饮片(图123),因其价格较低而常掺入浙贝母中,是浙贝母最常见的混伪品,表皮灰棕色或灰白色,无明显皱缩,切面平坦,略呈角质状,显粉性。边缘薄似镰刀状,基部凹陷呈窝状,中心有小鳞叶2~6枚(浙贝母为2~3枚),常见掉落的小鳞叶。整体相比浙贝片表皮光滑、边缘薄、心芽多。

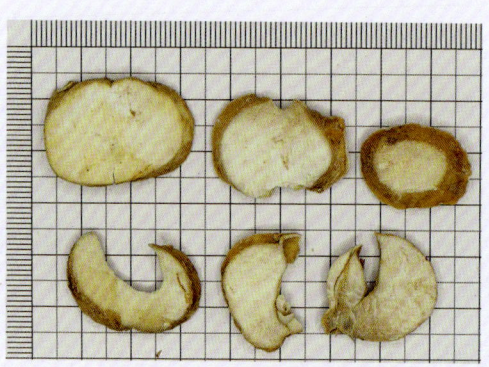

图 123　湖北贝母饮片

47 知母

来源
百合科植物知母 *Anemarrhena asphodeloides* Bge.的干燥根茎。

采收加工
春秋二季采挖种植3年以上的根茎，除去须根和泥沙，晒干，习称"毛知母"；或除去外皮，晒干，习称"知母肉"。

性状
本品呈长条状，微弯曲，略扁，长3～15 cm，直径0.8～1.5 cm。表面黄棕色至棕色，上面有一凹沟，具紧密排列的环状节，节上密生黄棕色的毛状残根及茎痕。下面隆起，并有纵皱纹及须根痕。质硬，易折断，断面黄白色。气微，味微甜、略苦，嚼之带黏性。

产地
栽培知母主要分布于河北易县、河北安国和安徽亳州等地，尤以易县产者质优，被尊为道地药材，习称"西陵知母"。栽培知母与野生知母产地变迁不大。目前市场供应的知母基本为栽培品，野生知母由于生长年限长、产量少，现较少见。

鉴别要点及质量评价
知母饮片外表面可见黄棕色叶基纤维和凹陷或突起的点状根痕；断面黄白色；味微甜、略苦，嚼之带黏性。以上为鉴别要点。

以根茎粗壮肥厚、质硬柔韧、外皮色黄，断面色白，嚼之味苦发黏者为佳。

图片展示

栽培品知母饮片（图124），外皮相对细腻，色泽均匀，毛状残根及茎痕规整，断面黄白色。

野生知母饮片（图125），毛状残根及茎痕相对杂乱。断面黄白色、略偏白，毛状残根及茎痕（金包头）明显。质地较坚实，黏性强。

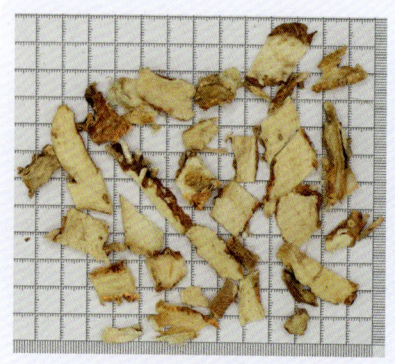

图124　知母（栽培）饮片

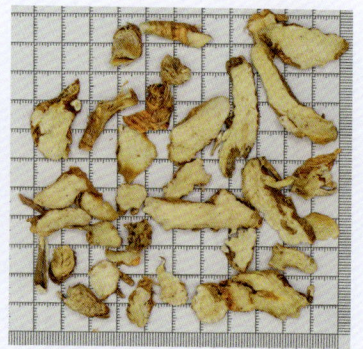

图125　知母（野生）饮片

48 栀子

来源
茜草科植物栀子 *Gardenia jasminoides* Ellis 的干燥成熟果实。

采收加工
当9—11月果实成熟呈红黄色时采摘,除去果梗等杂质,置容器内蒸至上气或沸水中略煮,取出晒干或烘干,抑或直接晒干。

性状
本品呈长卵圆形或椭圆形,长1.5~3.5 cm,直径1.0~1.5 cm。表面红黄色或棕红色,具6条翅状纵棱,棱间常有1条明显的纵脉纹,并有分枝。顶端残存萼片,基部稍尖,有残留果梗,果皮薄而脆,略有光泽;内表面色较浅,有光泽,具2~3条隆起的假隔膜,种子多数,呈扁卵圆形,集结成团,深红色或红黄色,表面密具细小疣状突起。气微,味微酸而苦。

产地
宋以前以河南、四川等地为主产区,明清以后产地逐渐转移至长江以南各省,形成以江西、福建、湖南、湖北为主产区的格局。现如今尊江西产栀子为道地药材,其中以果实呈卵圆形、表面呈深红至红黄色、果皮薄而脆者为佳。

鉴别要点及质量评价
果实红黄色,呈长卵圆球形,表面具6条翅状突起的纵棱且棱间常有1条明显的具分枝的纵脉纹,种子深红黄色,呈扁卵圆形,表面密具细小疣状突起,且集结成团,以上为鉴别要点。

以果实红黄或棕红色、颗粒饱满者为佳;以果实干瘪而橙黄带青者为次。

图片展示

江西产栀子(江栀子)饮片(图126),果实呈卵圆形,红黄色,果实饱满,果皮薄而脆,表面纵棱和纵脉纹清晰可见。果实直径最大处在果实的正中间,且直径大小约等于果实长度。

福建产栀子(建栀子)饮片(图127),果实呈长圆形至椭圆形,棕红色,果实饱满,纵棱和纵脉纹清晰可见,果皮略厚于江栀子,果实直径最大处在果实的正中间偏上一点,且直径略小于果实长度。

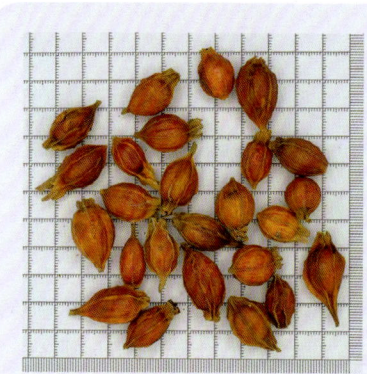
图126 栀子(江西)饮片

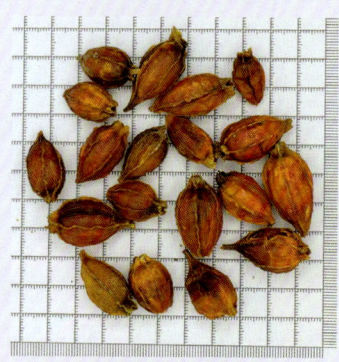
图127 栀子(福建)饮片

说在最后

栀子最常见的混淆品是水栀子,为大花栀子的果实,因其色素含量较高,常用作染料。关于水栀子是否有毒的问题,目前的研究和文献并未明确表示水栀子具有显著的毒性,但使用不当或过量可能会引发不良反应。水栀子（图128）区别于栀子的特点：果实较大；纵棱间无脉纹；果实直径最大处更靠近残存花萼，且直径明显小于果实长度。

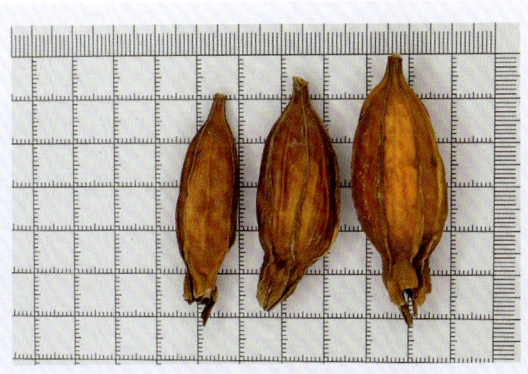

图128　水栀子

49 重楼

来源

百合科植物云南重楼 *Paris polyphylla* Smith var. *yunnanensis*（Franch.）Hand.-Mazz.或七叶一枝花 *Paris polyphylla* Smith var. *chinensis*（Franch.）Hara的干燥根茎。

采收加工

秋季采挖，除去须根，洗净，晒干。

性状

本品呈类圆柱形，稍扭曲，长5～12 cm，直径1.0～4.5 cm。表面黄棕色或灰棕色，具纵皱纹，顶端有纤维状棕色硬毛。质硬，不易折断，断面皮部褐色，木部呈黄黑相间的放射状纹理。气微，味微涩。饮片呈近圆形、椭圆形或不规则片状。表面白色、黄白色或浅棕色，周边表皮黄棕色或棕褐色，粉性或角质。气微，味微苦、麻。

产地

云南重楼主产于云南滇西、滇西北、滇中和滇东及四川的攀枝花、会理、会东等地，贵州西部的兴义、毕节、六盘水等邻近云南的区域；七叶一枝花主产于四川盆地及长江以南广大区域，以四川、云南、贵州、广西、江西、湖北、湖南等地为主。其中云南重楼的种植面积较大，尤以滇西北、滇西、滇中产的粉质重楼为佳，并将其视为道地药材。

🔍 鉴别要点及质量评价

重楼饮片一侧有疏生的须根或疣状须根痕，另一侧无；直径1.0～4.5 cm；断面平坦，粉性或角质，可见散在的筋脉点。以上为鉴别要点。

以直径大、质坚实、断面色白、粉性足者为佳。在同一级别中，粉质重楼优于角质重楼。

📷 图片展示

重楼（云南重楼）饮片（图129），直径1.0～4.5 cm。表面黄棕色或灰棕色，外皮脱落处略呈白色。饮片一面有疏生的须根或疣状须根痕。质坚实，断面平坦，粉性足，用指甲刮，掉粉明显。味苦，麻舌感明显。

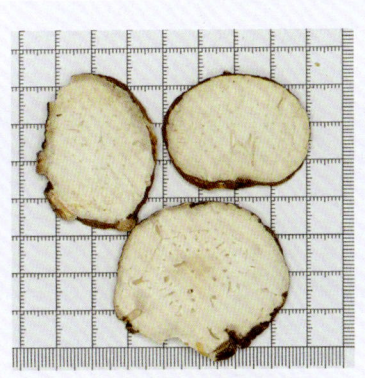

图129　重楼（云南重楼）饮片

重楼（七叶一枝花）饮片（图130），直径1.0～5.0 cm。表皮淡黄棕色至黄棕色，质较坚实，易折断，断面平坦，粉性，少部分角质化，对光常可见晶束亮点（与云南重楼的主要区别点）。

重楼（多芽）饮片（图131），是云南重楼的一个优质栽培变种，由于多芽特性，饮片包含多个小的、相连的根茎结节。断面平坦，粉性足，质地紧实。多芽重楼产量高，抗逆性强，断面粉性特征显著，甾体皂苷含量较高，价格也相对较高。

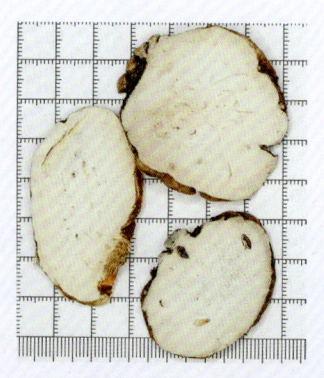

图 130 重楼（七叶一枝花）饮片

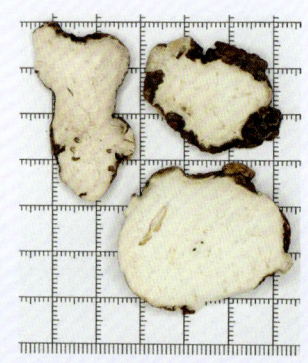

图 131 重楼（多芽）饮片

说在最后

重楼同属近缘物种较多，尚有进口品，基源不明，仅凭外观性状难以准确鉴定物种。在鉴别正品重楼时要把握以下几点：正品重楼呈结节状扁圆柱形，一侧有须根，另一侧无，具有层状突起的粗环纹和结节；质地坚实，断面平坦，白色至浅棕色，粉性或角质；气微，味微苦、麻。必要时可采用现代理化、分子方法加以鉴别。

50 紫 苏 子

⊕ 来源
唇形科植物紫苏 Perilla frutescens（L.）Britt.的干燥成熟果实。

⊛ 采收加工
秋季果实成熟时采收，除去杂质，晒干。

◉ 性状
本品呈卵圆形或类球形，直径约1.5 mm。表面灰棕色或灰褐色，有微隆起的暗紫色网纹，基部稍尖，有灰白色点状果梗痕。果皮薄而脆，易压碎。种子黄白色，种皮膜质，子叶2，类白色，有油性。压碎后有香气，味微辛。

◉ 产地
紫苏子在全国大部分地区均有分布且品种较多，主产于湖北、河南、山东、江西、浙江、四川、河北、黑龙江等地，其中湖北产量较大。现市面上有很多进口紫苏子，用于烹饪、药用、榨油等。

🔍 鉴别要点及质量评价
表面灰棕色或灰褐色，有微隆起的暗紫色网纹；易压碎，有油性，压碎后有香气，味微辛。以上为鉴别要点。

以颗粒饱满、灰棕色或灰褐色、油性足、无杂质者为佳。

📄 图片展示
国产紫苏子（陕西）饮片（图132），隆起的暗紫色网纹相对较深，颗粒相对稍大，破碎后油性足，气味浓。

进口紫苏子（朝鲜）饮片（图133），色稍浅，粒稍小，通常整批货中存在一定数量的"白子"，香气和味道逊于国产者。

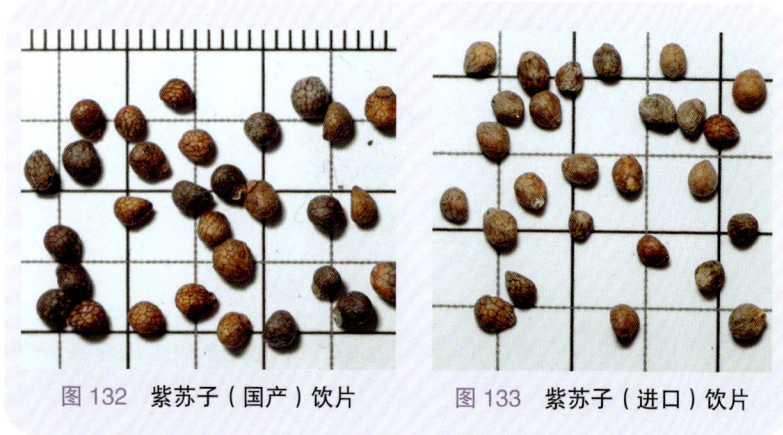

图132 紫苏子（国产）饮片　　图133 紫苏子（进口）饮片

说在最后

《中国药典》规定：叶片上下表面或至少下表面呈紫色的紫苏才能作药用紫苏，同理紫苏子也应以该药用紫苏的果实入药，而叶片上下表面均为绿色的绿叶紫苏（白苏）及其果实都不能作为紫苏类药材入药。但是白苏子（玉苏子）被《浙江省中药炮制规范》收载入药，其特点是表面灰白色至黄白色，有明显微隆起与表面同色的网纹，且果皮较薄，种仁富油脂，常作为压榨苏子油的原料。

野生紫苏是紫苏的变种，其植株和果实大小都远小于紫苏，因此，野生紫苏子不能以紫苏子入药，《浙江省中药炮制规范》以"浙紫苏子"收载入药，作为地方习用品，其性状和特征同紫苏子，但个小，大小为1.0～1.5 mm。

参考文献

[1] 南京中医药大学.中药大辞典[M].2版.上海：上海科学技术出版社，2006.

[2] 金世元.金世元中药材传统鉴别经验[M].北京：中国中医药出版社，2010.

[3] 卢赣鹏.500味常用中药材的经验鉴别[M].北京：中国中医药出版社，1999.

[4] 黄璐琦，郭兰萍，詹志来.道地药材标准汇编[M].北京：北京科学技术出版社，2020.

[5] 浙江省食品药品监督管理局.浙江省中药炮制规范（2015年版）[M].杭州：浙江科学技术出版社，2016.

[6] 中国科学院中国植物志编辑委员会.中国植物志[M].北京：科学出版社，1998.

[7] 国家药典委员会.中华人民共和国药典（一部）[M].北京：中国医药科技出版社，2020.

[8] 中华中医药学会.中药材商品规格等级标准编制通则：T/CACM 1021.1-2016 [S]. 2016.

[9] 中华中医药学会.医疗机构中药饮片验收规范：T/CACM 1579-2024 [S]. 2024.